应考掌中宝

中药学速记

主　编　周祯祥
副主编　杨　柳　戴王强　李晶晶
编　委　喻小明　汪　琼　李　军　廖广辉

U0308513

中国中医药出版社
·北京·

图书在版编目(CIP)数据

中药学速记/周祯祥主编. —北京:中国中医药出版社,
2016.12 (2023.4 重印)
(应考掌中宝)
ISBN 978-7-5132-3608-9

Ⅰ. ①中… Ⅱ. ①周… Ⅲ. ①中药学—医学院校—自
学参考资料 Ⅳ. ①R28

中国版本图书馆 CIP 数据核字(2016)第 211399 号

中国中医药出版社出版
北京经济技术开发区科创十三街31号院二区8号楼
邮政编码 100176
传真 010-64405721
三河市同力彩印有限公司印刷
各地新华书店经销

*

开本 889×1194 1/64 印张 3.5 字数 128 千字
2016 年 12 月第 1 版 2023 年 4 月第 2 次印刷
书号 ISBN 978-7-5132-3608-9

*

定价 12.00 元
网址 www.cptcm.com

如有印装质量问题请与本社出版部调换 (010-64405510)
版权专有 侵权必究
服务热线 010-64405510
购书热线 010-89535836
微信服务号 zgzyycbs
微商城网址 https://kdt.im/LIdUGr
官方微博 http://e.weibo.com/cptcm
天猫旗舰店网址 https://zgzyycbs.tmall.com

前 ◦ 言

　　为了帮助中医药院校考生学习、复习和应考,我们在全国中医药院校遴选了具有丰富的专业教学经验以及相关考试辅导和培训经验的一线教师,编写了本套"应考掌中宝"丛书。本丛书以全国高等中医药院校规划教材及其教学大纲为基础,结合编者们在各自日常专业教学及各种相关考试辅导和培训中的经验,并参照研究生入学、临床执业医师资格等考试的要求编写而成。是对教材全部考点进行系统归纳的一套便携式学习、应考用书。本丛书的编写顺序与教材的章节顺序基本相同,可以为中医药院校本科生、专科生、中医药成人教育学生、中医执业医师资格考试人员及其他学习中医药的人员同步学习和复习提供帮助,使学习、应考者能快速掌握学习重点、复习要点和考试难点。

　　本丛书包括《中医基础理论速记》《中医诊断学速记》《中药学速记》《方剂学速记》《针灸穴位速记》《推拿学速记》

《内经速记》《伤寒论速记》《金匮要略速记》《温病学速记》《正常人体解剖学速记》《生理学速记》和《生物化学速记》13个分册。本丛书具有以下特点：① 内容简明直观，高频考点全覆盖；② 重要考点归纳到位，符合记忆和复习规律；③ 浓缩精华，其"短、平、快"的形式和"精、明、准"的内容结合完美。方便考生在短时间内把握考试精髓，抓住常考点和必考点，稳而准地拿到高分，顺利通过考试。

中国中医药出版社

2016 年 9 月

编写 ◎ 说明

　　中药学是研究中药的基本理论和中药来源、产地、采集、炮制、性能、功效及临床应用等一切与中药有关知识的一门学科，是中医药类各专业的必修基础课程。

　　本书在传承历版《中药学》教材的基础上，对其精华内容进行了梳理和提炼。既保持了《中药学》知识体系的完整性和系统性，又凸显了《中药学速记》顶层设计的简明性和实用性。全书共分为总论和各论两大部分。其中，总论部分重点介绍历代主要本草著作、中药的性能和中药的应用。各论部分精选了临床常用的、有代表性的中药350余种。每药依次按【主要药性】【功效应用】【用法用量】和【使用注意】等知识点进行编写。每章之末，专设"本章点睛"一节。分别从"要点提示"和"问题解答"两方面对本章重要的知识点和学习要点进行归纳提示，对本章的重点、难点或疑点以问答的形式进行解析。全书重点突出，详略得当，执简驭繁,易学易记,对不同层次、不同专业人员学习和备考《中药学》具有重要的参考价值。

本书由湖北中医药大学周祯祥、杨柳、李晶晶、喻小明、汪琼,浙江中医药大学廖广辉,广东药科大学戴王强、李军等长期从事《中药学》教学的专家教授通力协作,共同完成。敬请广大读者多提宝贵意见,以便再版时修改完善。

湖北中医药大学　周祯祥

2016 年 9 月

目●录

总 论

各　论

总○论

中药是在中医药理论指导下，用以预防、诊断和治疗疾病及康复保健的部分天然物及其加工品。

中药学是研究中药的基本理论和中药来源、产地、采集、炮制、性能、功效及临床应用等一切与中药有关知识的一门学科。

第一章　历代主要本草著作简介

中药源于人类长期的生活、生产和不断与疾病做斗争的实践活动。相传"（神农）尝百草之滋味……一日而遇七十毒"，就是我国古代劳动人民发现药物、认识药物等实践活动的真实写照。

"本草"一词始见于《汉书》，这是本草史上划时代的一件大事，是中药学形成和发展的重要标志。源远流长的本草历程，体现了传承与创新的发展脉络，成就了各个历史时期的辉煌。

一、《神农本草经》

简称《本经》。作者不详,托名于神农。约成书于东汉末年(公元2世纪)。全书分为序录(总论)与药物(各论)两大部分。其中,总论部分简要论述了四气、五味、有毒无毒、配伍法度、剂型选择、用药原则等中药的基本理论和基本知识。各论部分载药365种,按有毒无毒和补虚祛邪的功用分为上、中、下三品。每药之下重点介绍药物的性味、功效和主治。

《本经》是汉以前药学知识的第一次大总结,代表了秦汉两代的药学成就,是我国现存最早的本草学专著,被奉为中医四大经典之一。所载药性理论和药物功用,奠定了中药学的基础。首创药物按三品分类法,成为后世药物按功效分类的先驱。

二、《本草经集注》

作者陶弘景。成书于梁代(约公元500年)。该书以《本经》为基础,又从《名医别录》中选取365种药物,加上陶氏自注而成。全书7卷,共载药730种。"序录"部分回顾了本草发展的概况,对《本经》序文逐一加以注释和发挥。"药物部分"采用了"朱书本经,墨书别录",小字加注的编写体例。药物分类在传承了《本经》的基础上,将药物按自然属性分为玉石、草、木、虫兽、果菜、米食及有名未用七类。

《本草经集注》对魏晋以来三百余年间的药学成就进行

了全面总结，初步构建了综合性本草的编写模式。首创按药物自然属性分类法。以病为纲，分列了 80 多种疾病的通用药物，开创了以病类药之先河，丰富了临床用药的内容。

三、《新修本草》

又名《唐本草》。作者苏敬等。成书于唐代（公元 659年）。全书 54 卷，由本草、药图和图经三部分组成。载药 844 种，其中新增药物 114 种，分玉石、草、木、禽兽、虫鱼、果、菜、米食及有名未用九类。

《新修本草》反映了唐代本草学的辉煌成就。是我国药学史上第一部官修本草，是我国，也是世界上最早的国家药典。该书图文并茂，开创了药学著作编撰的先例。该书颁布后不久，很快流传海内外，成为当时我国和日本等国医学生的必修课本。

四、《经史证类备急本草》

简称《证类本草》。作者唐慎微。成书于宋代（公元 1082 年）。全书 31 卷，载药 1746 种，附有图谱 933 幅，附方 3000 余首，图文并茂，方药兼收。该书引用前代医药资料都原文转录，对文献出处都注明来源。

《证类本草》集宋以前本草学之大成，是完整流传的最早的综合性的本草著作，为后世保存了大量药学史料，在本草发展史上起到了承前启后、继往开来的作用。

五、《本草纲目》

作者李时珍。成书于明代（公元 1578 年）。全书 52

卷,载药1892种(新增药物374种),改绘药图1300余幅,附方11096首。

《本草纲目》集16世纪以前本草学之大成。其内容广博,被誉为"中国古代的百科全书"。完备了药物按自然属性分类法,是中古时代最完备的分类系统。流传甚广,影响中外。2011年,《本草纲目》作为世界物质文化遗产,与《黄帝内经》同时入选《世界记忆名录》,标志着国际社会对我国中医药文化价值的广泛认同,对推动我国优秀传统文化走向世界具有重要意义。

六、《本草纲目拾遗》

作者赵学敏。成书于清代(公元1765年)。该书专为补遗、正误《本草纲目》而作。凡《本草纲目》疏漏未载,或备而不详者加以补充订正,错误之处给予更正。全书10卷,载药921种,其中新增药物716种。

《本草纲目拾遗》对清中期以前的药学成就进行了系统总结,极大丰富了《本草纲目》的内容,堪称《本草纲目》的续编,对研究明以后本草学的发展提供了宝贵的资料,具有重要参考价值。

本章点睛

要点提示

1. 掌握中药与中药学的含义。

2. 熟悉历代具有代表性本草著作的作者、成书年代、主要内容及学术成就。

问题解答

1. 何谓中药及中药学?

答: 中药是在中医药理论指导下,用以预防、诊断和治疗疾病及康复保健的部分天然物及其加工品。中药学是研究中药的基本理论和中药来源、产地、采集、炮制、性能、功效及临床应用等一切与中药有关知识的一门学科。

2. 何谓"本草"?

答: "本草"一词出现于西汉晚期,首载于《汉书》。所谓"本草",历来主要有 3 种观点:一是中药学的古代称谓,二是本草著作的称谓,三是中药的古代称谓。

3. 简述《神农本草经》的成书年代、主要内容及学术成就。

答: 《神农本草经》约成书于东汉末年(公元 2 世纪)。载药 365 种。《神农本草经》是我国现存最早的本草学专著,被奉为中医四大经典之一。所载药性理论和药物功用,奠定了中药学的基础。首创药物按三品分类法,成为后世药物按功效分类的先驱。

4. 简述《新修本草》的作者、成书年代、主要内容及学术成就。

答: 《新修本草》的作者是苏敬等,成书于唐代(公元 659 年)。全书 54 卷,由本草、药图和图经三部分组成。载药 844 种,其中新增药物 114 种。《新修本草》是我国药学史上第一部官修本草,是我国,也是世界上最早的国家药典。流传甚广,影响中外,成为当时我国和日本等国医学生的必修课本。

5. 简述《本草纲目》的作者、成书年代、主要内容及学术成就。

答:《本草纲目》的作者是李时珍。成书于明代(公元1578年)。全书52卷,载药1892种(新增药物374种),改绘药图1300余幅,附方11096首。《本草纲目》集16世纪以前本草学之大成,其内容广博,被誉为"中国古代的百科全书"。完备了药物按自然属性分类法,是中古时代最完备的分类系统。流传甚广,影响中外。2011年,《本草纲目》作为世界物质文化遗产,与《黄帝内经》同时入选《世界记忆名录》。

6. 简述《本草经集注》《证类本草》和《本草纲目拾遗》的主要学术成就。

答:《本草经集注》初步构建了综合性本草的编写模式,首创按药物自然属性分类,开创了以病类药之先河。《证类本草》集宋以前本草学之大成,是完整流传的最早的综合性本草著作,为后世保存了大量药学史料。《本草纲目拾遗》专为补遗、正误《本草纲目》而作,新增药物716种,丰富了中药学的内容。

第二章　中药的性能

中药性能是指药物在防治疾病过程中所体现出来的性质和功能,是在中医药理论指导下认识和使用中药,并用以阐明药物奏效机制的理论依据,简称"药性"。主要包括四气、五味、归经、升降浮沉和毒性等内容。

中药治病的基本作用可概括为扶正祛邪,消除病因,恢复脏腑功能的协调,纠正阴阳气血偏盛偏衰的病理现象。使之在最大程度上恢复阴平阳秘的正常状态,达到治愈疾病,恢复健康的目的。

第一节　四气

四气,是指药物寒、热、温、凉4种不同的药性。主要反映药物对人体阴阳盛衰、寒热变化的影响,是药性理论的重要组成部分,是说明药物作用性质的主要理论依据之一。

在寒、热、温、凉4种药性中,寒与凉,温与热分别是同一类药性,仅有程度上的差异而已。故寒与凉、温与热常并称。此外,尚有平性,是指药性平和,作用缓和,应用广泛,对人体寒热病理变化没有明显影响的一类。

四气是根据药物作用于人体后所产生的不同效应而概括出来的,它与所治疗疾病的寒温性质是相对而言的。

大凡能减轻或消除阳热病证的药物,其药性一般属于寒凉;凡能减轻或消除阴寒病证的药物,其药性一般属于温热。

一般而言,寒凉药具有清热、泻火、解毒等作用,温热药具有温里、散寒、助阳等作用。四气是药物的定性理论。所谓"寒者热之,热者寒之"(《素问·至真要大论》),"疗寒以热药,疗热以寒药"(《神农本草经》)。即寒证用热(温)药,热证用寒(凉)药,这是临床用药应遵循的基本原则。

第二节 五味

五味,是指药物酸、苦、甘、辛、咸5种基本的味。此外,还有淡味或涩味。五味既是药物滋味的真实反映,又是药物功能的高度概括,后者构成了五味理论的主要内容。

五味是药物功效的标志,不同的药味分别代表不同的功效。

1. 辛味 一般具有发散、行气、行血等作用,常用于表证、气滞、瘀血等证。

2. 甘味 一般具有补虚、和中、调和药性、缓急止痛等作用,常用于虚证、挛急疼痛,以及缓和药物的毒性、烈性及副作用。

3. 酸(涩)味 一般具有收敛固涩作用。主要用于体虚多汗,肺虚久咳,久泻肠滑,遗精滑精,遗尿尿频,崩带不止等滑脱证。

4. **苦味** 一般具有清泄、降泄、通泄、燥湿、泻火存阴等作用。常用于火热病证、肺胃气逆证、积滞便秘、湿证及阴虚火旺证。

5. **咸味** 一般具有泻下、软坚散结等作用。常用于积滞便秘，以及痰核、瘿瘤、癥瘕痞块等。

6. **淡味** 一般具有渗湿利水作用，常用于水肿、小便不利等。

第三节　升降浮沉

升降浮沉是药物作用的定向理论，主要反映药物作用的趋向。其中，升即上升，降即下达，浮即向外发散，沉即向内收敛。升与降，浮与沉是相对立的，而升与浮，沉与降，既有区别，又有交叉，难以截然分开，故升与浮，沉与降常并称。

中药的趋向性作用，主要以脏腑气机升降出入和病势上下内外逆顺的理论为依据，通过药物作用于机体后所产生的功能效应而概括出来的。大凡药物能针对病变部位在上在表或病势下陷发挥治疗作用者，一般确定其作用趋向为升浮性质；能针对病变部位在下在里或病势上逆发挥治疗作用者，一般确定其作用趋向为沉降性质。

升浮药多主上升向外，有升阳、发表、散寒、涌吐等功效；沉降药多主下行向内，有潜阳、降逆、泻下、渗湿等功效。

升降浮沉药性的运用原则不外乎逆其病势,顺其病位。以病势而言,大凡病势下陷者,宜升浮不宜沉降;病势上逆者,宜沉降不宜升浮。以病位而言,大凡病变部位在上在表者,宜升浮不宜沉降;病变部位在下在里者,宜沉降不宜升浮。

升降浮沉是药物的固有属性,与药物的气味、质地密切相关。一般味属辛、甘,气属温、热的药物多主升浮;味属苦、酸、咸,性属寒、凉的药物多主沉降。一般花、叶、皮、枝等质轻的药物多主升浮;种子、果实、矿物、贝壳及质重者多主沉降。

药物升降浮沉之性不是一成不变的,可以通过炮制和配伍等手段加以干预和改变。一般而言,酒炒则升,姜汁炒则散,醋炒则收敛,盐炒则下行。在复方配伍中,升浮药在大队沉降药中能随之下降,沉降药在大队升浮药中能随之上升。即少数药物的作用趋向往往随多数药物而改变。此外,某些药还可引导其他药上升或下行,改变其作用趋向。如桔梗载药上行,牛膝引药下行等。

第四节 归经

归经是药物作用的定位理论。归,即归属之意;经,即脏腑经络及所属部位的概称。归经,即表明药物对某脏腑经络及所属部位的选择性作用。

归经是在中医基本理论指导下,以脏腑经络理论为基础,以药物治疗病变所在部位为依据,经过长期临床实践总结出来的定位理论。大凡药物能治某经的病证,即规定其归某经。如心经病变多见心悸失眠,肺经病变常见胸闷喘咳等。临床用朱砂、远志治疗心悸失眠,说明其归心经;用桔梗、紫苏子治疗喘咳胸闷,说明其归肺经。

归经理论对临床定位选择用药具有重要的指导意义。在辨证的基础上,根据病变部位选择适宜的药物,能增强用药的针对性,提高临床的有效性。

第五节 毒性

中药毒性有广义和狭义之分。广义的毒性是指药物的偏性,狭义的毒性是指有毒药物对机体的伤害性。现行《中华人民共和国药典》和历版《中药学》教材在部分药物下标注"大毒""有毒"和"小毒"等,都是指狭义的毒性。

正确认识中药的毒性,规范使用有毒药物,确保临床用药安全,显得尤为重要。药物是否致毒以及危害的轻重程度与其剂量的大小密切相关。炮制和配伍是中药减毒的重要方法和手段。此外,药材质量、患者体质、用药方法等都与安全用药密切相关。因此,正确把握临床用药的各个环节,采取有效的防范措施,就能趋利避害,确保用药安全。

本章点睛

要点提示

1. 掌握中药性能的含义、中药治病的基本作用和基本原理。

2. 掌握四气、五味、升降浮沉、归经的含义及其临床意义。

3. 掌握中药毒性的含义。

4. 熟悉影响升降浮沉的主要因素。

问题解答

1. 何谓中药的性能? 主要包括哪些内容?

答:中药性能是指药物在防治疾病过程所体现出来的性质和功能,是在中医药理论指导下认识和使用中药,并用以阐明药物奏效机制的理论依据,简称"药性"。主要包括四气、五味、归经、升降浮沉和毒性等内容。

2. 中药治病的基本作用和基本原理是什么?

答:中药治病的基本作用不外乎扶正祛邪,消除病因,恢复脏腑功能的协调,纠正阴阳气血偏盛偏衰的病理现象。利用药物的偏性来纠正疾病阴阳偏盛偏衰的病理现象,即"补偏纠偏",就是药物治病的基本原理。

3. 何谓四气? 四气是如何确定的? 运用原则是什么?

答:四气,是指药物寒、热、温、凉 4 种不同的药性。

四气是根据药物作用于人体后所产生的不同效应而概括出来的,它与所治疗疾病的寒温性质是相对而言的。大凡能减轻或消除阳热病证的药物,其药性一般属于寒凉;凡能减轻或消除阴寒病证的药物,其药性一般属于温热。"寒者热之,热者寒之"是四气运用的基本原则。

4. 何谓五味? 主要包括哪些内容? 分别具有什么作用?

答:五味,是指药物酸、苦、甘、辛、咸 5 种基本的味。主要包括酸、苦、甘、辛、咸、淡、涩七方面。不同的药味分别代表不同的功效。辛味具有发散、行气、行血等作用,甘味具有补虚、和中、调和药性、缓急止痛等作用,酸(涩)味具有收敛固涩作用,苦味具有清泄、降泄、通泄、燥湿、泻火存阴等作用,咸味具有泻下、软坚散结等作用,淡味具有渗湿利水作用。

5. 何谓升降浮沉? 影响药物升降浮沉的因素主要有哪些?

答:升降浮沉是指药物作用于人体的趋向性。升降浮沉是药物的固有属性,与药物的气味、质地密切相关。药物升降浮沉之性不是一成不变的,通过炮制和配伍可以改变药物作用的趋向。诚如《本草纲目》所说:"升降在物,亦在人也。"

6. 何谓归经? 归经是如何确定的? 临床意义何在?

答:归经是指药物对某脏腑经络及所属部位的选择

性作用。归经是在中医基本理论指导下,以脏腑经络理论为基础,以药物治疗病变所在部位为依据,经过长期临床实践总结出来的定位理论。归经理论对临床定位选择用药具有重要的指导意义。在辨证的基础上,根据病变部位选择适宜的药物,能增强用药的针对性,提高临床的有效性。

7. 何谓中药毒性?

答:中药毒性有广义和狭义之分。广义的毒性是指药物的偏性,狭义的毒性是指有毒药物对机体的伤害性。现行《中华人民共和国药典》和历版《中药学》教材在部分药物下标注"大毒""有毒"和"小毒"等,都是指狭义的毒性。

第三章　中药的应用

第一节　配伍

　　配伍，是根据病情的需要和药物的不同特点，按照一定的原则将两种以上的药物配合在一起应用。配伍的目的在于协调药物的偏性，适应复杂的病情，增强药物疗效，减轻毒副作用，使用药更加安全、有效、合理。

　　古人在长期的临床实践中，将中药的运用情况总结为单行、相须、相使、相畏、相杀、相恶和相反七方面，简称为"七情"。

　　1. 单行　即用单味药物治病。

　　2. 相须　即指两种性能功效类似的药物配合应用，能增强或提高其原有药物的治疗效应。

　　3. 相使　即以一种药物为主，另一种药物为辅，辅药能增强或提高主药的治疗效应。

　　4. 相畏　即一种药物的毒性或副作用能被另一种药物减轻或消除。

　　5. 相杀　即一种药物能够减轻或消除另一种药物的毒性或副作用。

　　6. 相恶　即一种药物能使另一种药物治疗效应减低甚至丧失。

7. 相反 即两种药物合用，能产生或增强毒副效应。

上述七情中，除单行外，都属于中药配伍的内容。主要从正反两方面阐述了药物增效、减毒、减效、增毒4种配伍关系。其中，相须、相使属增效配伍，是临床常用的配伍关系；相畏、相杀属减毒配伍，是运用有毒药物的配伍关系；相恶、相反属减效或增毒配伍，属于配伍禁忌的内容，一般应避免配伍使用。

第二节 用药禁忌

一、配伍禁忌

配伍用药禁忌是指某些药物合用后，能使药效减低甚至丧失，产生或增强毒副效应，应尽量避免配合应用。其中金元时期概括的"十八反"歌诀和明代概括的"十九畏"歌诀甚为流行。

"十八反歌"（《儒门事亲》）："本草明言十八反，半蒌贝蔹及攻乌，藻戟遂芫俱战草，诸参辛芍叛藜芦。"即乌头反贝母、瓜蒌、半夏、白及、白蔹；甘草反甘遂、大戟、海藻、芫花；藜芦反人参、丹参、玄参、沙参、细辛、芍药。

"十九畏歌"（《医经小学》）："硫黄原是火中精，朴硝一见便相争，水银莫与砒霜见，狼毒最怕密陀僧，巴豆性烈最为上，偏与牵牛不顺情，丁香莫与郁金见，牙硝难合京三棱，川乌、草乌不顺犀，人参最怕五灵脂，官桂善能调冷气，若逢石脂便相欺，大凡修合看顺逆，炮爁炙煿莫相依。"即硫黄畏朴硝,水银畏砒霜,狼毒畏密陀僧,巴豆畏牵牛,丁香畏郁金,牙硝畏三棱,川乌、草乌畏犀角,人参畏五灵脂,官桂畏赤石脂。

对于十八反、十九畏的认识,历来存在分歧,至今尚无一致的结论,临床用药务必谨慎。

二、证候禁忌

某种或某类病证不宜使用某种或某类药物,称"证候禁忌"。详见各论中每味药物的"使用注意"内容。

三、妊娠禁忌

妊娠禁忌是指在妇女妊娠期间禁忌使用某些药物。一般而言,凡能引起堕胎或损害胎元的药物均属禁忌之列。

根据药物对妇女妊娠损害的程度不同,一般可分为慎用与禁用二大类。慎用的药物包括活血化瘀药、破气药、攻下药及辛热滑利之品,如桃仁、红花、牛膝、姜黄、大黄、芒硝、枳实、附子、冬葵子等;而禁用的药物是指毒性较强或药性猛烈的药物,如巴豆、牵牛、大戟、商陆、麝香、三棱、莪术、水蛭、斑蝥、雄黄、砒霜等。

凡禁用的药物绝对不能使用,慎用的药物可以根据病情的需要,斟酌使用。

四、饮食禁忌

饮食禁忌是指服药期间忌进食某些食物,称"饮食禁忌",又称"食忌",也就是通常所说的"忌口"。一般在服药期间,应忌食生冷、油腻、辛辣、不易消化及有特殊刺激性的食物,以免妨碍脾胃功能,影响药物的吸收,使药物的疗效降低。某些对治疗不利的食物也应忌口,如寒性病不宜吃生冷食物、清凉饮料等;热性病不宜吃辛辣、油腻、腥膻等食物。还要避免食用某些与所服药物可能存在不良反应的食物。如服使君子应忌茶,服绵马贯众应忌油等。

第三节 剂量

中药剂量是指临床应用时的分量。一般《中药学》教材中各药条下注明的用量,系单味药的有效剂量。除特别注明以外,都是指干燥饮片,在汤剂中成人一日内服的剂量。

《处方管理办法》要求:药品剂量与数量用阿拉伯数字书写,剂量应当使用法定计量单位。中药饮片以克(g)为单位。

剂量是决定临床安全、有效用药的中药元素。确定药物剂量一般应充分考虑以下因素。

1. 药物方面 应考虑其毒性有无、作用强弱、气味浓淡、质地轻重和干鲜等因素与剂量的关系。

2. 应用方面 应考虑剂型、配伍、用法、使用目的与剂量的关系。

3. 患者方面 应考虑患者的年龄、体质、病情轻重、病势缓急、病程长短与剂量的关系。

此外，还应考虑地域、季节、气候等自然条件，做到因地、因时制宜，酌情定量。

第四节　用法

本节重点介绍汤剂的特殊煎煮方法。

1. 先煎　即先于他药煎煮。一般矿石类、贝壳类、角甲类，以及毒性较强的药物宜先煎。

2. 后下　即后于他药煎煮。一般气味芳香的药物宜后下。

3. 包煎　即用纱布将药物包裹后入煎。一般花粉类、细小种子、细粉类药物；淀粉、黏液质较多的药物；含绒毛的药物，以及有些易混浊的药物应包煎。

4. 另煎　即单独煎煮，又称另炖。一般贵重的药材宜另煎取汁，再与其他煎液混合服用。

5. 烊化　即用水（或黄酒，或药汁）加热溶化，又称溶化。一般胶类药物宜加热溶化后服用。

6. 泡服　即用开水浸泡服用，又称焗服。某些有效成分易溶于水或久煎容易破坏药效的药物，宜用少量开水或滚烫药液浸泡，加盖闷润 30 分钟后去渣服用。

7. 冲服　一些入水即化的药（含配方颗粒），以及原为汁液性的药宜用煎好的其他药液或开水冲服。

8. 煎汤代水　即先煎后取上清液代水再煎其他药物。主要防止某些药物与其他药物同煎使煎液混浊，难于服用。

《处方管理办法》要求：凡对药物煎煮有特殊要求者，处方时应在药品右上方注明，并加括号。如石膏⁽先煎⁾、广藿香⁽后下⁾、车前子⁽包煎⁾等。

本章点睛

要点提示

1. 掌握中药配伍的含义，中药"七情"的主要内容以及对临床用药的指导意义。

2. 掌握配伍用药禁忌的含义及"十八反""十九畏"的主要内容。

3. 掌握中药剂量的含义及确定剂量的依据。

4. 熟悉中药的特殊煎煮方法。

问题解答

1. 何谓配伍？配伍的意义何在？

答：配伍是根据病情的需要和药物的不同特点，按照一定的原则将两种以上的药物配合在一起应用。配伍的目的在于协调药物的偏性，适应复杂的病情，增强药物疗效，减轻毒副作用，使用药更加安全、有效、合理。

2. 何谓"七情"？主要包括哪些内容？

答："七情"是指中药运用的 7 种情况，是古人长期临床实践经验的总结。主要包括单行、相须、相使、相畏、相杀、相恶和相反七方面。

3. "七情"主要阐述了哪几方面的配伍关系?

答: 除单行外,其余六方面都是论述配伍内容的。概括起来,主要阐述了药物增效、减毒、减效、增毒 4 种配伍关系。其中,相须、相使属增效配伍,是临床常用的配伍关系;相畏、相杀属减毒配伍,是运用有毒药物的配伍关系;相恶、相反属减效或增毒配伍,属于配伍禁忌的内容,一般应避免配伍使用。

4. 何谓配伍禁忌?"十八反""十九畏"主要涉及哪些内容?

答: 配伍用药禁忌是指某些药物合用后,能使药效减低甚至丧失,产生或增强毒副效应,应尽量避免配合应用。"十八反":即乌头反贝母、瓜蒌、半夏、白及、白蔹;甘草反甘遂、大戟、海藻、芫花;藜芦反人参、丹参、玄参、沙参、细辛、芍药。"十九畏":即硫黄畏朴硝,水银畏砒霜,狼毒畏密陀僧,巴豆畏牵牛,丁香畏郁金,牙硝畏三棱,川乌、草乌畏犀角,人参畏五灵脂,官桂畏赤石脂。

5. 何谓剂量? 如何确定剂量?

答: 中药剂量是指临床应用时的分量。现行《中药学》教材中各药条下注明的剂量,系单味药的有效剂量。除特别注明以外,都是指干燥饮片,在汤剂中成人一日内服的剂量。确定药物剂量一般应充分考虑以下因素:① 药物方面应考虑其毒性有无、作用强弱、气味浓淡、质地轻重和干鲜等。② 应用方面应考虑剂型、配伍、用法、使用目的等。③ 患者方面应考虑患者的年龄、体质、病情轻重、病势缓急、病程长短等。④ 还应考虑地域、季节、气候等自然条件,做到因地、因时制宜,酌情定量。

6. 中药主要有哪些特殊煎煮方法? 临床处方时如何标注?

答: 中药的特殊煎煮方法主要有先煎、后下、包煎、另煎、烊化、泡服、冲服和煎汤代水等。《处方管理办法》要求:凡对药物煎煮有特殊要求者,处方时应在药品右上方注明,并加括号。

各◦论

第一章　解表药

【含义】凡以发散表邪为主要功效,常用以治疗表证的药物,称为解表药,又叫发表药。

【性能特点】多具辛味,主入肺或膀胱经。善走肌表,疏达腠理,可使表邪由汗出而解或从外而散。

【分类】分为发散风寒药及发散风热药二类。

【主治病证】外感表证,症见恶寒发热、头身疼痛,苔薄脉浮等。

【使用注意】中病即止,不可过剂或久服,以免耗气伤阴。对于体虚汗出、久患疮疡、淋证、失血及年老、孕妇、产后等津血亏耗者,应慎用发汗作用较强的药物。不宜久煎。

第一节　发散风寒药

多为辛温之品，能开腠发汗，以发散肌表的风寒之邪为主要作用。适用于风寒表证，症见恶寒发热，无汗或汗出不畅，头痛身痛，鼻塞流涕，舌苔薄白，脉浮紧等。

麻　黄

【主要药性】辛、微苦，温。归肺、膀胱经。

【功效应用】

1. **发汗散寒**　发汗力强，主治恶寒发热，无汗，头身疼痛，脉浮紧等风寒表实证。

2. **宣肺平喘**　凡肺气壅遏，胸闷喘咳，无论属寒属热，皆可配伍运用。因其性温，以治风寒束肺之喘咳最宜。

3. **利水消肿**　用于水肿、小便不利兼有表证之风水水肿。

【用法用量】煎服，2～10 g。发汗解表宜生用，止咳平喘多炙用。

【使用注意】表虚自汗、阴虚盗汗及肺肾虚喘者慎用。

桂　枝

【主要药性】辛、甘，温。归心、肺、膀胱经。

【功效应用】

1. **发汗解肌**　凡风寒表证，无论表实无汗，或表虚汗出，均可配伍使用。

2. **温通经脉**　用于胸痹心痛，脘腹拘急疼痛，月经不调,经闭痛经,产后腹痛,风寒湿痹,肩臂疼痛等寒邪凝滞经脉所致诸痛。

3. **助阳化气** 用于痰饮眩晕,蓄水证。

【用法用量】煎服,3~10 g。

【使用注意】外感热病、阴虚火旺、血热妄行等当忌用,孕妇及月经过多者慎用。

紫苏叶

【主要药性】辛,温。归肺、脾经。

【功效应用】

1. **解表散寒** 外散风寒,内行气滞,兼能化痰止咳。用于感冒风寒,兼见咳嗽痰多,胸闷不舒者。

2. **行气和胃** 用于脾胃气滞,脘腹胀满,恶心呕吐等。又能行气安胎,用于妊娠气滞,恶心呕吐,胎动不安者。

3. **其他** 尚能解鱼蟹毒,用于进食鱼蟹所致腹痛吐泻者。

【用法用量】煎服,5~10 g。不宜久煎。

生 姜

【主要药性】辛,微温。归肺、脾、胃经。

【功效应用】

1. **解表散寒** 力弱,多用于风寒感冒之轻证。

2. **温中止呕** 为"呕家圣药",用于多种呕吐,对胃寒呕吐最宜。

3. **温肺止咳** 凡肺寒咳嗽,无论有无外感风寒,或有痰无痰皆可应用。

4. 其他　尚能解生半夏、生天南星、鱼蟹等药食之毒。

【用法用量】煎服,3～10 g,或捣汁服。

【使用注意】易助火伤阴,故热盛及阴虚内热者忌服。

香　薷

【主要药性】辛,微温。归肺、胃经。

【功效应用】

1. 发汗解表, 化湿和中　用于暑月乘凉饮冷,外感于寒,内伤于湿之恶寒发热、头痛无汗、胸脘痞闷、腹痛吐泻等阴暑证。有"夏月麻黄"之称。

2. 利水消肿　用于水肿,小便不利,脚气浮肿。

【用法用量】煎服,3～10 g。

荆　芥

【主要药性】辛,微温。归肺、肝经。

【功效应用】

1. 解表散风　长于祛风。凡外感表证,无论风寒、风热均可配伍使用。

2. 透疹　用于麻疹不透,风疹瘙痒。

3. 消疮　用于疮疡初起。

4. 收敛止血　用于吐血、衄血、便血、崩漏等多种出血。

【用法用量】煎服,5～10 g。不宜久煎。发表透疹消疮多生用;止血宜炒炭用。

防 风

【主要药性】辛、甘，微温。归膀胱、肝、脾经。

【功效应用】

1. **祛风解表** 素有"风药中之润剂"之称。凡外感表证，无论风寒、风热皆宜。

2. **胜湿止痛** 用于风湿痹痛，或一身尽痛。

3. **止痉** 用于破伤风，症见牙关紧闭、身体强直、角弓反张等。

【用法用量】煎服，5～10 g。本品药性偏温，阴血亏虚、热病动风者不宜使用。

羌 活

【主要药性】辛、苦，温。归膀胱、肾经。

【功效应用】

1. **解表散寒，止痛** 用于风寒夹湿之表证。因其主入太阳膀胱经，止痛效佳，又为治太阳头痛的常用药物。

2. **祛风除湿** 以治上半身之风湿痹痛为宜。

【用法用量】煎服，3～10 g。本品气味浓烈，用量过多，易致呕吐，脾胃虚弱者不宜服。

白 芷

【主要药性】辛，温。归胃、大肠、肺经。

【功效应用】

1. **解表散寒** 用于外感风寒，恶寒发热，伴有头痛、鼻塞流涕者。

2. 祛风止痛 善入足阳明胃经,对阳明经头痛,眉棱骨痛及牙龈肿痛尤为适宜。

3. 宣通鼻窍 用于鼻渊、鼻衄,鼻塞不通,浊涕不止,前额疼痛等。

4. 燥湿止带 以治寒湿带下为宜。

5. 消肿排脓 对于疮痈肿毒,无论成脓与否皆宜,为外科常用药。

【用法用量】煎服,3～10 g。外用适量。本品辛香温燥,阴虚血热者忌服。

细 辛

【主要药性】辛,温。归心、肺、肾经。

【功效应用】

1. 解表散寒 既入肺经散表寒,又入肾经除里寒。用于风寒感冒,或素体阳虚,外感风寒,症见恶寒发热,神疲欲寐,脉沉等也宜。

2. 祛风止痛 用于头痛、牙痛、痹病等多种寒痛证。

3. 通窍 开肺气,通鼻塞,为治鼻渊、鼻衄,鼻塞不通,浊涕不止之良药。

4. 温肺化饮 用于痰饮喘咳。

【用法用量】煎服,1～3 g。散剂每次服 0.5～1 g。外用适量。

【使用注意】阴虚阳亢头痛,肺燥伤阴干咳者忌用。不宜与藜芦同用。

第二节　发散风热药

多为辛凉之品,以发散风热为主要作用,其发散之力较发散风寒药缓和。适用于风热表证及温病初起邪在卫分,症见发热、微恶风寒、咽干口渴、头痛目赤、舌边尖红、舌苔薄黄、脉浮数等。

薄　荷

【主要药性】辛,凉。归肺、肝经。

【功效应用】

1. 疏散风热　用于风热表证,温病初起。

2. 清利头目,利咽　用于风热上攻之头痛,目赤,咽喉肿痛。

3. 透疹　用于麻疹不透,风疹瘙痒。

4. 疏肝行气　用于肝郁气滞,胸胁胀痛,月经不调,乳房胀痛等。

【用法用量】煎服,3～6 g;宜后下。薄荷叶长于发汗解表,薄荷梗偏于行气和中。

【使用注意】本品芳香辛散,发汗耗气,故体虚多汗者不宜使用。

牛蒡子

【主要药性】辛、苦,寒。归肺、胃经。

【功效应用】

1. 疏散风热,兼可利咽、祛痰　用于风热表证或温病初起而见咽喉疼痛或咳嗽、咯痰不爽等。

2. **宣肺透疹** 用于麻疹不透,风疹瘙痒。

3. **利咽解毒** 用于咽喉肿痛,痈肿疮毒,痄腮,丹毒。

【用法用量】煎服,6～12 g。炒用可使其苦寒及滑肠之性略减。

蝉　蜕

【主要药性】甘,寒。归肺、肝经。

【功效应用】

1. **疏散风热,利咽** 用于风热表证,温病初起,咽痛音哑。

2. **透疹** 用于麻疹不透,风疹瘙痒。

3. **明目退翳** 用于风热上攻或肝火上炎之目赤肿痛,翳膜遮睛。

4. **解痉** 用于小儿惊风,破伤风。

【用法用量】煎服,3～6 g。

桑　叶

【主要药性】甘、苦,寒。归肺、肝经。

【功效应用】

1. **疏散风热** 用于风热表证,温病初起。

2. **清肺润燥** 用于肺热燥咳。

3. **清肝明目** 用于风热上攻或肝火上炎所致的目赤肿痛、羞明多泪,以及肝肾精血不足、眼目昏花、视物模糊等。

4. **其他** 略有凉血止血作用,尚可用于咳血、吐血、衄血等多种血热出血。

【用法用量】煎服,5～10 g;或入丸散。外用煎水洗眼。清肺润燥多蜜炙用,其余生用。

菊　花

【主要药性】甘,苦,微寒。归肺、肝经。

【功效应用】

1. **散风清热**　用于风热表证,温病初起。

2. **平抑肝阳**　用于肝阳上亢之头痛眩晕、烦躁易怒。

3. **清肝明目**　用于风热上攻或肝火上炎所致的目赤肿痛、羞明多泪,以及肝肾精血不足,眼目昏花、视物模糊等。

4. **清热解毒**　用于热毒疮疡,内服与外敷皆宜。

【用法用量】煎服,5～10 g。疏散风热宜用黄菊花,平肝、清肝明目宜用白菊花。

柴　胡

【主要药性】苦、辛,微寒。归肝、胆、肺经。

【功效应用】

1. **疏散退热**　以退热见长。用于外感发热,寒热往来。

2. **疏肝解郁**　用于肝失疏泄,气机郁滞所致的胸胁胀痛、月经不调、痛经等。

3. **升举阳气**　用于中气不足,气虚下陷所致的久泻脱肛、子宫脱垂等内脏下垂的病症。

【用法用量】煎服,3～10 g。疏散退热宜生用,疏肝解郁宜醋炙。

【使用注意】本品性能升发,故阴虚火旺,肝阳上亢及气机上逆之证忌用。

升 麻

【主要药性】辛、微甘、微寒。归肺、脾、胃、大肠经。

【功效应用】

1. **发表** 用于外感表证,无论风寒、风热皆宜。

2. **透疹** 用于麻疹初起,透发不畅。

3. **清热解毒** 用于齿痛口疮、咽喉肿痛、丹毒痄腮等多种热毒证。

4. **升举阳气** 用于中气不足,气虚下陷所致的久泻脱肛、子宫脱垂等内脏下垂的病症。

【用法用量】煎服,3~10 g。发表透疹、清热解毒宜生用,升阳举陷宜炙用。

【使用注意】本品具升浮之性,故阴虚火旺,麻疹已透者,均当忌用。

葛 根

【主要药性】甘、辛,凉。归脾、胃、肺经。

【功效应用】

1. **解肌退热** 用于外感发热,无论风寒、风热所致者均可选用。因其善解经气之壅遏,缓颈背之强痛,故对于外感表证兼有项背强痛者尤为适宜。

2. **生津止渴** 用于热病烦渴及内热消渴。

3. **透疹** 用于麻疹不透。

4. **升阳止泻** 主治脾虚泄泻。通过配伍,也可用于湿热泻痢。

5. **通经活络** 用于中风偏瘫,胸痹心痛。

6. **其他** 本品尚能解酒毒。可用于饮酒过度,头痛头昏、烦渴、呕吐等。

【用法用量】煎服,10~15 g。解肌退热、透疹、生津宜生用,升阳止泻宜煨用。

本章点睛

要点提示

1. 掌握解表药的含义、性能特点、主治病证。

2. 掌握麻黄、桂枝、紫苏叶、防风、羌活、白芷、薄荷、桑叶、菊花、柴胡、葛根的主要药性、功效应用、特殊用法用量及使用注意。

3. 掌握麻黄与桂枝、荆芥与防风、桑叶与菊花、柴胡与升麻的功效应用异同点。

4. 熟悉解表药的分类,发散风寒药与发散风热药的性能特点。

5. 熟悉荆芥、香薷、细辛、牛蒡子的功效应用、特殊用法用量及使用注意。

6. 了解解表药的使用注意及生姜、蝉蜕、升麻的功效应用。

问题解答

1. 何谓解表药？简述其性能特点及主治病证。

答：凡以发散表邪为主要功效，常用以治疗表证的药物，称为解表药，又叫发表药。解表药多具辛味，主入肺或膀胱经。善走肌表，疏达腠理，可使表邪由汗出而解或从外而散，从而达到治愈疾病，防止传变的目的。主要用于外感表证，症见恶寒发热、头痛身痛、苔薄脉浮等。

2. 麻黄与桂枝在功效应用方面有何异同点？

答：麻黄与桂枝均能发汗解表，治疗风寒表证，常相须为用。然麻黄发汗力强，主治风寒表实证。又能开宣肺气，平喘利水，用于风寒外束之喘咳及风水水肿。桂枝开腠发汗之力缓和，故无论风寒表实、表虚皆宜。又能温通经脉，温助阳气，用于寒凝诸痛及心阳不振之心下悸动，脾阳不运之痰饮眩晕，膀胱气化失司之水肿、小便不利等。

3. 荆芥与防风在功效应用方面有何异同点？

答：荆芥与防风均能祛风解表，凡外感表证，无论风寒、风热皆宜，且常相须为用。然荆芥发散之力优于防风。又能透疹、消疮，炒炭用能收敛止血，用于麻疹不透、风疹瘙痒、疮疡初起及多种出血。防风祛风之功强于荆芥，为治风通用之品。又能胜湿止痛、止痉，可用于风湿痹痛及破伤风。

4. 桑叶与菊花在功效应用方面有何异同点？

答：桑叶与菊花均能疏散风热，清肝明目，兼能益阴。

适用于风热表证,温病初起,以及风热、肝热、肝肾阴虚所致的目赤肿痛,目暗昏花,常相须为用。然桑叶主入肺经,疏散风热之力较强,又善清肺润燥、凉血止血,凡风热、肺热或燥热伤肺之咳嗽,以及血热出血皆宜。菊花主入肝经,清肝明目之力较强,又能平抑肝阳、清热解毒,可用于阴虚阳亢之头痛眩晕及热毒疮疡。

5. 柴胡与升麻在功效应用方面有何异同点?

答:柴胡与升麻均能发表、升阳,用于外感表证,以及气虚下陷之内脏脱垂。然升麻又能透疹、清热解毒,用于麻疹不透,以及齿痛口疮、咽喉肿痛、丹毒痄腮等多种热毒证。柴胡长于退热,可用于外感发热及少阳寒热往来;又能疏肝解郁,用于肝郁气滞证。

6. 麻黄、桂枝、生姜、荆芥、羌活均能解表,治疗风寒表证,如何区别使用?

答:麻黄发汗力强,主治风寒表实证;桂枝发汗之力不及麻黄,无论风寒表实、表虚皆宜;生姜发汗力弱,主治风寒感冒之轻证;荆芥长于祛风解表,凡外感表证,无论风寒、风热皆宜;羌活善散在表之风寒湿邪而止痛,对风寒夹湿之表证,症见恶寒发热、无汗、头痛项强、肢体酸楚疼痛者尤为适宜。

7. 香薷、紫苏叶、细辛均能解表,治疗外感表证,如何区别使用?

答:香薷外散风寒,内化湿浊,主治暑月乘凉饮冷,外感于寒,内伤于湿之阴暑证;紫苏叶外散风寒,内行气滞,兼能化痰止咳,用于风寒表证,兼见咳嗽痰多,胸闷不舒者;细辛入肺经散表寒,入肾经除里寒,适用于素体阳虚,外感风寒表证。

第二章　清热药

【含义】凡以清解里热为主要功效,常用以治疗里热证的药物,称为清热药。

【性能特点】性属寒凉,长于清泄里热。凡外无表邪,内无积滞,热在脏腑,或在气分、血分,或实或虚,皆能使之清解。

【分类】分为清热泻火、清热燥湿、清热解毒、清热凉血及清虚热药等五类。

【主治病证】里热证,如火热之邪内侵,或体内阳热有余,以热在脏腑、营血为主的实热证,以及阴液亏虚,虚火内生之虚热证。症见高热烦渴、湿热泻痢、温毒发斑、咽喉肿痛、痈肿疮毒及阴虚发热等。

【使用注意】性多寒凉,易伤脾胃,故脾胃虚弱,食少便溏者慎用。苦寒药物易化燥伤阴,故阴虚患者慎用。

第一节　清热泻火药

多为甘寒或苦寒之品,入气分,走脏腑。以清泄温热病气分实热和各脏腑实热为主要作用,适用于温热病气分实热证,症见高热、汗出、烦渴、脉洪大有力,甚或神昏谵语等。也可用于热邪壅肺之咳嗽喘息,胃火上炎之头痛、牙痛,肝火上炎之目赤肿痛、头痛眩晕,心火上炎之口舌生疮等各脏腑之火热证。

石 膏

【主要药性】甘、辛,大寒。归肺、胃经。

【功效应用】

1. *清热泻火,除烦止渴*　力强,为清泻气分、肺胃实热之要药。用于温热病气分实热证之壮热、烦渴、汗出、脉洪大,以及肺热咳喘,胃火亢盛之牙痛、头痛、消渴等。

2. *收湿,生肌,敛疮,止血*　外用于湿疹瘙痒,溃疡不敛,水火烫伤,外伤出血。

【用法用量】煎服,15～60 g,宜先煎。煅石膏外用适量,研末外撒患处。

【使用注意】脾胃虚寒及非实热者不宜使用。

知 母

【主要药性】苦、甘,寒。归肺、胃、肾经。

【功效应用】

1. *清热泻火*　功似石膏而力稍逊,又能滋阴润燥,故对肺、胃及气分热证,无论实热、虚火所致者皆可应用。

2. *滋阴润燥*　为滋阴降火之要药。用于肾阴不足、阴虚火旺证,症见骨蒸潮热、遗精盗汗等。

【用法用量】煎服,6～12 g。

【使用注意】本品性寒质润,有滑肠作用,故脾虚便溏者慎服。

芦　根

【主要药性】甘,寒。归肺、胃经。

【功效应用】

1. *清热泻火,生津止渴*　入肺胃经。清热不碍胃,生津不恋邪。适用于肺热咳嗽,热病烦渴,胃热呕哕。因其兼能祛痰排脓,可用于肺痈吐脓。

2. *利尿*　用治热淋,小便短赤涩痛。

【用法用量】煎服,干品 15～30 g;鲜品加倍,或捣汁用。

【使用注意】脾胃虚寒者忌服。

天花粉

【主要药性】甘,微苦,微寒。归肺、胃经。

【功效应用】

1. *清热泻火,生津止渴*　主入肺胃经,功似芦根而清热泻火之力稍逊,尤善生津,为治渴要药。适用于热病烦渴,内热消渴,以及肺热燥咳。

2. *消肿排脓*　用于疮疡肿毒,无论成脓或破溃与否均可,为外科常用品。

【用法用量】煎服,10～15 g。

【使用注意】孕妇慎用,不宜与川乌、制川乌、草乌、制川乌、附子同用。

栀　子

【主要药性】苦,寒。归心、肺、三焦经。

【功效应用】

1. 泻火除烦 为治热病心烦、躁扰不宁之要药。

2. 清热利湿 用于湿热黄疸,热淋涩痛。

3. 凉血解毒 既能清血分热邪而凉血止血,用于吐血,衄血等多种血热出血;又能解火热之毒而疗疮,用于火毒炽盛之目赤咽痛,痈肿疮毒等。

4. 消肿止痛 研末外敷,用于扭挫伤痛。

【用法用量】煎服,6～10 g。外用生品适量,研末调敷。

【使用注意】本品苦寒伤胃,脾虚便溏者不宜用。

夏枯草

【主要药性】辛、苦,寒。归肝、胆经。

【功效应用】

1. 清肝明目 用于肝热目赤肿痛,肝火头痛眩晕。因兼能养肝,可用于肝阴不足,目珠疼痛,至夜尤甚者。

2. 散结消肿 用于肝郁化火,痰火蕴结之瘰疬瘿瘤,乳痈乳癖,乳腺胀痛等。

【用法用量】煎服,10～18 g。或熬膏服。

【使用注意】脾胃寒弱者慎用。

淡竹叶

【主要药性】甘、淡,寒。归心、胃、小肠经。

【功效应用】

1. 清热泻火,除烦止渴 长于泻心胃之火以除烦止渴,用于热病伤津,心烦口渴。

2. 利尿通淋　上能清心经之火,下能导小肠之热。适用于心火上炎之口舌生疮,或心热下移于小肠之赤淋涩痛等。

【用法用量】煎服,6～10 g。

决明子

【主要药性】甘、苦、咸,微寒。归肝、大肠经。

【功效应用】

1. 清热明目　长于清肝热,兼能益肝阴,凡风热上攻,肝火上炎,或肝肾阴虚所致的目赤肿痛,视物昏花等皆可运用,故为眼科常用之要药。

2. 润肠通便　用于肠燥津亏之大便秘结。

3. 其他　本品清肝热,益肝阴,也可用于阴虚阳亢之眩晕头痛。

【用法用量】煎服,10～15 g。

【使用注意】气虚便溏者不宜用。

第二节　清热燥湿药

多为苦寒之品,以清热燥湿为主要作用。适用于身热不扬、头身困重、胸脘痞闷、呕吐泻痢、黄疸尿赤、湿疹湿疮、阴肿阴痒、舌苔黄腻诸湿热证,多数药物兼能泻火解毒,可用于脏腑火热证及热毒疮疡。

因其寒性较甚,苦燥性强,易损脾伤阴,故脾胃虚弱及阴津不足者当慎用。

黄 芩

【主要药性】苦,寒。归肺、胆、脾、大肠、小肠经。

【功效应用】

1. *清热燥湿* 用于多种湿热证。尤长于清中上焦湿热,用治湿温、暑湿之胸闷呕恶、湿热痞满、黄疸泻痢等。

2. *泻火解毒* 用于痈肿疮疡等热毒证。因其入肺经,善清肺热,故邪热壅肺之咳嗽尤为多用。

3. *止血* 泄亢盛之火热,止上炎之失血,有凉血止血之功,适用于火毒炽盛,迫血妄行之吐血、衄血等。

4. *安胎* 清胞宫之火,去胎前之热,适用于妊娠胎热不安。

【用法用量】煎服,3~10 g。清热多生用,安胎多炒用,清上焦热可酒炙用,止血可炒炭用。

【使用注意】脾胃虚寒者忌用。

黄 连

【主要药性】苦,寒。归心、脾、胃、肝、胆、大肠经。

【功效应用】

1. *清热燥湿* 力强,用于多种湿热证,尤为治湿热泻痢之要药。外用可治湿疹、湿疮、耳道流脓等。

2. *泻火解毒* 用于痈肿疔疮等热毒证。因其以清心、胃之火见长,故多用于口舌生疮、心烦不寐、心悸不宁、神昏谵语等心火亢盛证,以及呕吐、牙痛、烦渴多饮等胃火炽盛诸证。也可用于热毒炽盛,迫血妄行之吐血、衄血。

【用法用量】煎服,2～5 g;外用适量。生用清热力较强,炒用能降低其苦寒性。酒黄连善清上焦火热,用于目赤,口疮;姜黄连清肝和胃止呕,用于寒热互结,湿热中阻,痞满呕吐;萸黄连舒肝和胃止呕,用于肝胃不和,呕吐吞酸。

【使用注意】脾胃虚寒者忌用,阴虚津伤者慎用。

黄　柏

【主要药性】苦,寒。归肾、膀胱经。

【功效应用】

1. *清热燥湿*　用于多种湿热证。因其性沉降,尤善治湿热泻痢、黄疸尿赤、带下阴痒、热淋涩痛、脚气痿痹等下焦湿热证。

2. *泻火除蒸,解毒疗疮*　不仅能清实热,用于痈肿疔疮等热毒证,功用与黄芩、黄连相似,且常相须为用。更善泻肾火,退虚热,适用于阴虚火旺、骨蒸潮热、盗汗遗精等。

【用法用量】煎服,3～12 g,外用适量。

【使用注意】本品苦寒伤胃,脾胃虚寒者忌用。

龙　胆

【主要药性】苦,寒。归肝、胆经。

【功效应用】

1. *清热燥湿*　善清下焦湿热,尤宜于湿热黄疸、阴肿阴痒、带下黄臭、阴囊湿疹、湿热淋证等下焦湿热证。

2. *泻肝胆火*　以清泻肝胆实火见长,常用于肝火胁痛目赤,耳肿耳聋以及肝经热极风动之高热惊厥,手足抽搐。

【用法用量】煎服,3～6 g。

【使用注意】脾胃虚寒者不宜用,阴虚津伤者慎用。

苦　参

【主要药性】苦,寒。归心、肝、胃、大肠、膀胱经。

【功效应用】

1. 清热燥湿　功与黄连、黄柏相似,可用于多种湿热证。

2. 杀虫　既能清热燥湿,又能杀虫止痒,为治瘙痒性皮肤病之要药。用于带下阴痒、湿疹疥癣等,内服、外洗均可。

3. 利尿　用于湿热蕴结之小便不利、灼热涩痛。

【用法用量】煎服,5～10 g。外用适量。

【使用注意】脾胃虚寒者忌用,不宜与藜芦同用。

白鲜皮

【主要药性】苦,寒。归脾、胃、膀胱经。

【功效应用】**清热燥湿,祛风解毒**　尤善祛皮毛肌肉湿热之毒,为治皮肤瘙痒之要药,适用于湿疹、湿疮、风疹、疥癣等。又能利湿退黄,祛风通痹,"为诸黄风痹要药"(《本草纲目》)。适用于湿热黄疸尿赤,风湿热痹。

【用法用量】煎服,5～10 g。外用适量。

【使用注意】脾胃虚寒者慎用。

第三节　清热解毒药

多为苦寒之品,善解火热之毒。主要适用于各种热毒证。诸如疮痈肿毒,丹毒,痄腮,咽喉肿痛,热毒下痢,水火烫伤,以及蛇虫咬伤,癌肿等。

金银花

【主要药性】甘,寒。归肺、心、胃经。

【功效应用】

1. 清热解毒　用于热毒疮疡,无论内痈或外痈皆宜,尤以治外痈为佳。

2. 疏散风热　用于外感风热,或温病初起,症见发热、微恶风寒、咽痛口渴等。

3. 其他　尚能凉血止痢,用于热毒血痢。若经蒸馏制成金银花露,有清解暑热作用,可用于暑热烦渴,以及小儿热疖、痱子等。

【用法用量】煎服,6～15 g。疏散风热、清泄里热用生品;炒炭多用于热毒血痢;露剂多用于暑热烦渴。

【使用注意】脾胃虚寒及气虚疮疡脓清者忌用。

连翘

【主要药性】苦,微寒。归肺、心、小肠经。

【功效应用】

1. 清热解毒,消肿散结　用于热毒疮疡,功用似金银花,长于消肿散结,素有"疮家圣药"之称。

2. 疏散风热 用于外感风热,或温病初起,每与金银花相须为用。

3. 其他 兼能清心利尿,可用于高热神昏,热淋尿闭。

【用法用量】煎服,6～15 g。

【使用注意】脾胃虚寒、气虚疮疡脓清者不宜用。

大青叶

【主要药性】苦,寒。归心、胃经。

【功效应用】*清热解毒,凉血消斑* 长于解心胃热毒及瘟疫时毒,入血分尤善凉血消斑。用于温病高热、神昏、发斑、发疹、痄腮、喉痹、丹毒、痈肿等。

【用法用量】煎服,10～15 g,鲜品 30～60 g。外用鲜品适量,捣烂敷患处或捣汁内服。

【使用注意】脾胃虚寒者忌用。

板蓝根

【主要药性】苦,寒。归心、胃经。

【功效应用】*清热解毒,凉血利咽* 能辟瘟解毒,能凉血,功用与大青叶相似。对于温疫时疾,未病可防,已病可治。尤善利咽。用于温疫时毒、发热咽痛、温毒发斑、痄腮、烂喉丹痧、大头瘟疫、丹毒、痈肿等。

【用法用量】煎服,10～15 g。

【使用注意】体虚而无实火热毒者忌服,脾胃虚寒者慎用。

贯 众

【主要药性】苦,微寒;有小毒。归肝、胃经。

【功效应用】

1. **清热解毒** 长于解邪热之毒,辟时疫之气。适用于时疫感冒、风热表证、温毒发斑、疮痈肿毒等,也可作为预防用药。

2. **止血** 入血分能凉血止血,用于吐血、咯血、崩漏下血等多种血热出血。

3. **杀虫** 用于绦虫、钩虫、蛔虫等多种肠道寄生虫病。

【用法用量】煎服,5～10 g。清热解毒宜生用;止血宜炒炭用。外用适量。

【使用注意】本品有小毒,用量不宜过大。脾胃虚寒者慎用。

蒲公英

【主要药性】苦,甘,寒。归肝、胃经。

【功效应用】

1. **清热解毒,消肿散结** 用于热毒疮疡。因其兼能通乳,故为治乳痈之要药。

2. **利尿通淋** 用于热淋涩痛,湿热黄疸。

3. **其他** 尚能清肝明目,用于肝火上炎之目赤肿痛。

【用法用量】煎服,10～15 g。外用鲜品适量,捣敷或煎汤熏洗患处。

【使用注意】用量过大,可致缓泻。

紫花地丁

【主要药性】苦、辛,寒。归心、肝经。

【功效应用】

1. 清热解毒,凉血消肿 为痈肿疔毒通用之药,尤以治疗毒为其特长。

2. 解蛇毒 用于毒蛇咬伤。

【用法用量】煎服,15～30 g。外用鲜品适量,捣烂敷患处。

【使用注意】脾胃虚寒者慎用。

野菊花

【主要药性】苦、辛,微寒。归肝、心经。

【功效应用】

1. 清热解毒 用于热毒壅盛之疮痈肿毒,咽喉肿痛。

2. 泻火平肝 用治风热上攻或肝火上炎之目赤肿痛,头痛眩晕。

【用法用量】煎服,9～15 g。外用适量,煎汤外洗或制膏外涂。

重 楼

【主要药性】苦,微寒;有小毒。归肝经。

【功效应用】

1. 清热解毒,消肿止痛 用于热毒疮疡及一切无名肿毒,症见红肿热痛者。又善解蛇毒,为治毒蛇咬伤之要药。

2. **凉肝定惊**　用于小儿热极生风,惊痫抽搐。

【用法用量】煎服,3～9 g。外用适量,研末调敷。

【使用注意】体虚、无实火热毒者、孕妇及患阴证疮疡者均忌服。

土茯苓

【主要药性】甘、淡,平。归肝、胃经。

【功效应用】

1. **解毒,除湿,通利关节**　善解梅毒和汞毒,适用于梅毒或因梅毒服汞剂中毒而致肢体拘挛、筋骨疼痛者。

2. **其他**　本品平而偏凉,长于利湿去热,可用于湿浊下注之带下、淋浊,湿热蕴毒之湿疹湿疮、痈肿疮毒等。

【用法用量】煎服,15～60 g。

鱼腥草

【主要药性】辛,微寒。归肺经。

【功效应用】

1. **清热解毒,消痈排脓**　用于热毒疮疡。因其专入肺经,故为治痰热蕴肺,发为肺痈吐脓血之要药。

2. **利尿通淋**　用于热淋热痢。

【用法用量】煎服,15～25 g,不宜久煎。鲜品用量加倍。外用适量,捣敷或煎汤熏洗患处。

【使用注意】虚寒证及阴性疮疡忌服。

大血藤

【主要药性】苦,平。归大肠、肝经。

【功效应用】

1. 清热解毒 用于热毒疮疡。因其主入大肠经,以清肠中之热毒,行肠中之瘀滞见长,故为治肠痈腹痛之要药。

2. 活血通络,祛风止痛 用于经闭痛经、跌仆肿痛、风湿痹痛等。

【用法用量】煎服,10～15 g。

败酱草

【主要药性】辛、苦,微寒。归胃、大肠、肝经。

【功效应用】

1. 清热解毒,消痈排脓 用于热毒疮疡。因其主入大肠经,故尤善治肠痈,也可用于肺痈。

2. 祛瘀止痛 用于产后瘀阻腹痛。

【用法用量】煎服,6～15 g。外用适量。

【使用注意】脾胃虚弱、食少泄泻者忌服。

射　干

【主要药性】苦,寒。归肺经。

【功效应用】**清热解毒,祛痰,利咽** 用于热毒痰火郁结之咽喉肿痛,痰热壅肺之咳嗽气喘。

【用法用量】煎服,3～10 g。

【使用注意】脾虚便溏者慎用。

山豆根

【主要药性】苦,寒;有毒。归肺、胃经。

【功效应用】**清热解毒,消肿利咽** 为解咽喉肿痛第一要药。用于咽喉肿痛、喉痹、喉蛾、喉痈、急喉风等属热毒蕴结者。也可用于火热上攻之牙龈肿痛，口舌生疮。

【用法用量】煎服，3～6 g。

【使用注意】本品有毒，故用量不宜过大。脾胃虚寒者慎用。

马齿苋

【主要药性】酸，寒。归肝、大肠经。

【功效应用】

1. *清热解毒，止痢*　性寒滑利，入大肠经。能清大肠热毒，滑肠中垢积，兼能凉血，主治热毒血痢。若用鲜品捣汁外敷，或煎汤内服外洗，也可用于热毒疮疡，以及蛇虫咬伤等。

2. *凉血止血*　用于崩漏、便血、痔血等下部血热出血。

【用法用量】煎服，10～15 g。外用适量，捣敷患处。

【使用注意】脾胃虚寒、肠滑作泄者慎用。

白头翁

【主要药性】苦，寒。归胃、大肠经。

【功效应用】

1. *清热解毒，凉血止痢*　为治痢要药。无论热毒血痢，便下脓血，里急后重，或休息痢，腹痛便血，屡发屡止，经久不愈者皆宜。

2. *其他*　煎汤内服、外洗，可用于湿热带下阴痒。

【用法用量】煎服，10～15 g。

【使用注意】虚寒泄痢忌服。

白花蛇舌草

【主要药性】微苦、甘、寒。归胃、大肠、小肠经。

【功效应用】

1. **清热解毒，散结消肿** 既能解火热之毒，又能解蛇虫之毒。用于多种热毒证及毒蛇咬伤，内服、外用皆宜。也可用于各种癌肿而热毒壅盛者。

2. **利湿通淋** 用于下焦湿热之热淋涩痛，也可用于湿热黄疸。

【用法用量】煎服，6～30 g。外用适量。

【使用注意】阴疽及脾胃虚寒者忌用。

第四节 清热凉血药

多为苦寒、甘寒或咸寒之品，善入血分。以清解营、血分热邪为主要作用。适用于营分、血分证。营分证主要表现为身热夜甚、心烦不寐、斑疹隐隐、舌绛等。血分证主要表现为身热夜甚、躁扰不宁，甚或神昏谵语，或见抽搐；斑疹显露、吐血衄血、尿血便血、舌深绛等。因能凉血，亦可用于其他疾病引起的血热出血。

生地黄

【主要药性】甘、寒。归心、肝、肾经。

【功效应用】

1. **清热凉血** 既能清营、血分之热邪，又能止血热妄行之出血,为清热凉血之要药。适用于温热病热入营血之壮热烦渴、神昏舌绛;血热妄行之吐血、衄血、便血、尿血、痔血等血热出血。

2. 养阴生津　用于津伤口渴、内热消渴、肠燥便秘、阴虚发热、骨蒸劳热、夜热早凉等热病伤阴或阴虚有热的病证。

【用法用量】煎服,10～15 g。

【使用注意】脾虚湿滞、腹满便溏者不宜使用。

玄　参

【主要药性】甘、苦、咸,微寒。归肺、胃、肾经。

【功效应用】

1. 清热凉血　用于温热病热入营分,身热夜甚,心烦不寐,斑疹隐隐等。

2. 滋阴降火　又能生津润燥。适用于热病烦渴、津伤便秘、骨蒸劳嗽等。

3. 解毒散结　善清解热毒,软坚散结。用于痰火郁结之瘰疬痰核,热毒蕴结之痈肿疮毒。尤善治咽喉肿痛,无论热毒壅盛,还是虚火上炎所致者皆宜。

【用法用量】煎服,10～15 g。

【使用注意】脾胃虚寒、食少便溏者不宜服用。反藜芦。

牡丹皮

【主要药性】苦、辛,微寒。归心、肝、肾经。

【功效应用】

1. 清热凉血　用于热入营血,温毒发斑,吐血衄血。又善清透阴分伏热,用于夜热早凉、无汗骨蒸等虚热证。

2. 活血化瘀　用于经闭痛经、跌仆伤痛、痈肿疮毒等,对血热瘀滞所致者最为适宜。

【用法用量】煎服,6～12 g。清热凉血宜生用,活血祛瘀宜酒炙用。

【使用注意】血虚有寒、月经过多及孕妇不宜用。

赤　芍

【主要药性】苦,微寒。归肝经。

【功效应用】

1. 清热凉血　用于热入营血,温毒发斑,吐血衄血。

2. 散瘀止痛　用于肝郁胁痛、经闭痛经、癥瘕腹痛、跌仆损伤、痈肿疮疡等,对血热瘀滞所致者最为适宜。

3. 其他　尚能清肝明目,可用于肝经热盛之目赤肿痛,羞明多眵。

【用法用量】煎服,6～12 g。

【使用注意】孕妇及月经过多者不宜用。不宜与藜芦同用。

水牛角

【主要药性】苦,寒。归心、肝经。

【功效应用】

1. 清热凉血,定惊　长于清血分之热邪而凉血定惊。

用于温病热闭心包,热盛动风之高热,神昏谵语,痉厥,以及血热妄行之斑疹紫暗,吐血、衄血等。

2. 泻火解毒 用于热毒壅盛之疮痈肿毒,喉痹咽痛。

【用法用量】镑片或粗粉煎服,15～30 g,宜先煎 3 小时以上。水牛角浓缩粉冲服,每次 1.5～3 g,每日 2 次。

【使用注意】脾胃虚寒者忌用。

紫　草

【主要药性】甘、咸,寒。归心、肝经。

【功效应用】**清热凉血,活血解毒,透疹消斑** 用于温毒发斑,麻疹不透,颜色紫暗。也可用于疮疡,湿疹,水火烫伤。

【用法用量】煎服,5～10 g。外用适量,熬膏或用植物油浸泡涂搽。

【使用注意】脾虚便溏者忌服。

第五节　清虚热药

药性寒凉,主入肝肾经。以清退虚热为主要作用,适用于肝肾阴虚,虚火内扰所致骨蒸潮热、手足心热、虚烦不眠、遗精盗汗、舌红少苔、脉细数,以及热病后期,余热未清,阴液已伤所导致的夜热早凉、热退无汗、舌红绛,脉细数等。

因其重在清退虚热以治标,宜与滋阴药配伍,以期标本兼治。

青　蒿

【主要药性】苦、辛,寒。归肝、胆经。

【功效应用】

1. **清虚热,除骨蒸**　为清退虚热之要药。用于夜热早凉、骨蒸劳热等虚热证。

2. **解暑**　用于夏令外感暑热、发热烦渴、头痛、胸闷无汗等。

3. **截疟**　为治疟疾寒热之要药。

4. **退黄**　用于湿热黄疸。

【用法用量】煎服,6～12 g,不宜久煎;或鲜用绞汁服。

【使用注意】脾胃虚弱、肠滑泄泻者忌服。

白　薇

【主要药性】苦、咸,寒。归胃、肝、肾经。

【功效应用】

1. **清热凉血**　既清实热,又退虚热,尤以退虚热见长。用于夜热早凉、骨蒸劳热、产后血虚发热、低热不退等虚热证。

2. **利尿通淋**　用于热淋,血淋。

3. **解毒疗疮**　用于疮痈肿毒。

【用法用量】煎服,5～10 g。

【使用注意】脾胃虚寒、食少便溏者不宜服用。

地骨皮

【主要药性】甘,寒。归肺、肝、肾经。

【功效应用】

1. **凉血除蒸** 既能凉血热以止血,用于血热妄行所致的吐血、衄血、咯血等;又能清虚热而除骨蒸,用于阴虚潮热、骨蒸盗汗等。

2. **清肺降火** 用于邪热壅肺之咳嗽气喘。

【用法用量】煎服,10~15 g。

【使用注意】外感风寒发热及脾虚便溏者不宜用。

胡黄连

【主要药性】苦,寒。归肝、胃、大肠经。

【功效应用】

1. **退虚热,除疳热** 用于阴虚发热,骨蒸潮热,盗汗,以及小儿疳积发热。

2. **清湿热** 用于湿热泻痢、黄疸尿赤、痔疮肿痛等下部湿热病证。

【用法用量】煎服,3~9 g。

【使用注意】脾胃虚寒者慎用。

本章点睛

要点提示

1. 掌握清热药的含义、性能特点、主治病证。

2. 掌握石膏、知母、栀子、夏枯草、黄芩、黄连、黄柏、金银花、连翘、板蓝根、蒲公英、鱼腥草、败酱草、射干、白头翁、生地黄、玄参、牡丹皮、赤芍、青蒿的主要药性、功效应用、特殊用法用量及使用注意。

3. 掌握石膏与知母，黄芩、黄连与黄柏，金银花与连翘，生地黄与玄参，牡丹皮与赤芍的功效应用异同点。

4. 熟悉清热药的分类，各类药物的性能特点。

5. 熟悉天花粉、决明子、龙胆、苦参、地骨皮的功效应用、特殊用法用量及使用注意。

6. 了解清热药的使用注意及芦根、淡竹叶、白鲜皮、大青叶、贯众、紫花地丁、野菊花、重楼、土茯苓、大血藤、山豆根、马齿苋、白花蛇舌草、水牛角、紫草、白薇、胡黄连的功效应用。

问题解答

1. 何谓清热药？一般分为几类？

答： 凡以清解里热为主要功效,常用以治疗里热证的药物,称为清热药。根据清热药的性能特点及临床应用部同,一般可分为清热泻火、清热燥湿、清热解毒、清虚热凉血及清虚热药等五类。

2. 石膏与知母在功效应用方面有何异同点？

答： 二者均能清热泻火,用治温热病气分证及肺胃热证,常相须为用。但石膏重在清泻肺胃实火,知母对于肺胃实热、虚火证皆可应用。石膏煅用能敛疮、生肌、收湿、止血,用于湿疹瘙痒,溃疡不敛,水火烫伤,外伤出血。知母又能泻肾火、滋阴润燥,用于肾阴不足,阴虚火旺证,以及肠燥便秘。

3. 黄芩、黄连与黄柏在功效应用方面有何异同点?

答: 三者均能清热燥湿、泻火解毒,可用于多种湿热、火毒之证,常相须为用。然黄芩主入上焦,十□清肺热,肺热咳嗽多用;并能止血、安胎,可用于血热出血,以及胎热不安。黄连主入上、中焦,长于泻心火、清胃热,多用于心火亢盛及胃火炽盛诸证。黄柏主入下焦,长于泻肾火,退虚热,多用于阴虚内热及下焦湿热证。

4. 金银花与连翘在功效应用方面有何异同点?

答: 二者均能清热解毒,疏散风热,为表里双解之剂。适用于热毒疮疡,风热表证,温病初起,常相须为用。然金银花疏散风热力强,炒炭用能凉血止痢,用治热毒血痢。连翘消肿散结力强,素有"疮家圣药"之誉。兼能清心、利尿,用于热入心包之高热神昏,以及热淋尿闭。

5. 生地黄与玄参在功效应用方面有何异同点?

答: 二者均能清热凉血,养阴生津,用于温热病热入营血、热病伤阴、阴虚内热等证,常相须为用。然生地黄凉血、养阴力强,故血热出血、内热消渴多用。玄参泻火解毒力强,适用于咽痛痈肿,尤为治咽喉肿痛之要药;又能软坚散结,常用于瘰疬痰核。

6. 牡丹皮与赤芍在功效应用方面有何异同点?

答: 二者均能清热凉血,活血散瘀,适用于温毒发斑,血热出血,以及多种血瘀证,常相须为用。然赤芍以活血散瘀为优,专入肝经,能清泄肝火,用于肝经热盛之目赤肿痛。牡丹皮以清热凉血见长,又善清透阴分伏热而退虚热,适用于夜热早凉、无汗骨蒸等虚热证。

7. 在运用清虚热药时,为何常配滋阴药同用?

答:清虚热药重在清退虚热以治标,而不能滋养阴液以治本。故在使用清虚热药时,常须与滋阴药配伍使用,以期标本兼治。

第三章　泻下药

【含义】凡以泻下通便为主要功效,常用以治疗里实积滞证的药物,称为泻下药。

【性能特点】多为苦寒沉降之品,主入大肠经。能引起腹泻,或滑利大肠,以促使排便,排除胃肠积滞、燥屎、体内积水、停饮及毒、痰、虫、瘀等有害物质。

【分类】分为攻下药、润下药、峻下逐水药三类。

【主治病证】各种原因所致的胃肠积滞,大便秘结,以及水饮内停等里实证。

【使用注意】中病即止,不可过剂或久服,以免损伤正气及脾胃。攻下药、峻下逐水药因作用峻猛,或具有毒性,故年老体虚、脾胃虚弱者当慎用;妇女胎前产后及月经期应当忌用。应用峻烈有毒之品,一定要严格注意炮制、用法、用量,确保用药安全。

第一节　攻下药

多为苦寒之品,其性沉降,主入胃、大肠经。既能攻下通便,又能荡涤积滞,作用较强。主要适用于实热积滞,大便秘结,以及多种胃肠积滞之证。

常与行气药同用,以消除胀满,有助于排便。因泻下力强,故孕妇、体虚、无积滞者禁用。

大 黄

【主要药性】苦,寒。归脾、胃、大肠、肝、心包经。

【功效应用】

1. **泻下攻积**　为泻下攻积之要药,各种积滞便秘皆可运用,尤以治实热积滞便秘最宜。对于湿热壅滞肠中之腹痛泻痢,或热结旁流,大便泻而不爽,里急后重者,皆借其通泻之力,使肠腑积滞或热结有下泄之路,则不治痢而痢自止,此乃"通因通用"之法。

2. **泻火解毒**　用于目赤、咽喉肿痛、口舌生疮等上部的火热病证,无论有无便秘皆宜。又善解疮疡热毒,用于痈肿疔疮、肠痈腹痛等外疡内痈、热毒壅盛者。外用可治水火烫伤。

3. **凉血止血**　用于吐血、衄血等上部血热出血。

4. **活血逐瘀**　用于瘀血经闭、产后瘀阻、跌打损伤等。

5. **利湿退黄**　用于黄疸尿赤,淋证,水肿。

【用法用量】煎服,3~15 g;外用适量,研末敷于患处。泻下攻积宜生用,入汤剂宜后下,或用开水泡服;活血宜酒炙用;止血多炒炭用。

【使用注意】脾胃虚弱者慎用;孕妇及月经期、哺乳期慎用。

芒 硝

【主要药性】咸、苦,寒。归胃、大肠经。

【功效应用】

1. **泻下通便，润燥软坚**　能使燥结坚硬之大便软化而易于排泄，为治实热积滞，大便燥结之要药。

2. **清火消肿**　外用于目赤，咽痛，口疮及疮疡。外敷尚能回乳，可用治乳痈。

【用法用量】冲入药汁内或开水溶化后服，6～12 g。外用适量。

【使用注意】孕妇慎用；不宜与硫黄、三棱同用。

番泻叶

【主要药性】甘、苦，寒。归大肠经。

【功效应用】

1. **泄热通便**　是一味安全、有效、使用方便的泻下药。可用于多种原因所致的便秘，尤以治热结便秘最宜。

2. **利水**　用于腹水肿胀，二便不利。

【用法用量】煎服，2～6 g，后下，或开水泡服。小剂量可起缓泻作用，大剂量则可攻下。

【使用注意】妇女哺乳期、月经期及孕妇慎用。

第二节　润下药

多为植物种子或种仁，富含油脂，味甘质润，药性平和，能润滑大肠，促进排便而不致峻泻。适用于年老津枯、产后血虚、热病伤津及失血等所致的肠燥便秘。

火麻仁

【主要药性】甘，平。归脾、胃、大肠经。

【功效应用】**润肠通便**　长于润燥滑肠，兼能滋养补虚。用于老人、产后、病后等津枯血少之肠燥便秘。

【用法用量】煎服，10～15 g。打碎入煎。

郁李仁

【主要药性】辛、苦、甘，平。归脾、大肠、小肠经。

【功效应用】

1. **润肠通便**　兼行大肠气滞，常用于大肠气滞，肠燥便秘之证。

2. **下气利水**　用于水肿、脚气、小便不利等。

【用法用量】煎服，6～10 g。打碎入煎。

【使用注意】孕妇慎用。

第三节　峻下逐水药

多苦寒有毒，药力峻猛，服药后能引起剧烈腹泻，使体内留滞的水湿从大便排出。部分药物兼能利尿。适用于全身水肿，胸腹积水及痰饮积聚，喘满壅实等形证俱实，或用一般利水消肿药难以奏效者。

攻伐力强，副作用大，易伤正气，当中病即止，不可久服。同时应注意顾护正气。体虚者慎用，孕妇忌用。还要注意本节药物的炮制、剂量、用法及禁忌，以确保用药安全、有效。

甘　遂

【主要药性】苦，寒；有毒。归肺、肾、大肠经。

【功效应用】

1. *泻水逐饮*　用于水肿胀满、胸腹积水、痰饮积聚、气逆喘咳等正气未衰者。

2. *消肿散结*　外治疮痈肿毒。

【用法用量】多入丸散用,0.5～1.5 g,内服醋炙以减轻毒性。外用适量,生用。

【使用注意】体弱及孕妇禁用;不宜与甘草同用。

京大戟

【主要药性】苦,寒;有毒。归肺、脾、肾经。

【功效应用】

1. *泻水逐饮*　用于水肿胀满、胸腹积水、痰饮积聚、气逆喘咳等正气未衰者。

2. *消肿散结*　用于痈肿疮毒,瘰疬痰核。

【用法用量】煎服,1.5～3 g。入丸散服,每次 1 g。内服醋炙后;外用适量,生用。

【使用注意】体弱及孕妇禁用;不宜与甘草同用。

芫　花

【主要药性】苦、辛,温;有毒。归肺、脾、肾经。

【功效应用】

1. *泻水逐饮*　用于水肿胀满、胸腹积水、痰饮积聚、气逆喘咳等正气未衰者。

2. *杀虫疗疮*　外治疥癣秃疮,痈肿、冻疮。

【用法用量】煎服,1.5～3 g。入散剂,研末吞服,每次

0.6～0.9 g,每日 1 次。内服醋炙以减轻毒性。外用适量,生用。

【使用注意】体弱及孕妇禁用;不宜与甘草同用。

牵牛子

【主要药性】苦,寒;有毒。归肺、肾、大肠经。

【功效应用】

1. **泻水通便** 通利二便以排泄水湿,用于水肿,鼓胀。

2. **消痰涤饮** 用于痰饮积聚,气逆喘咳。

3. **杀虫攻积** 用于虫积腹痛。

【用法用量】煎服,3～6 g。入丸散服,每次 1.5～3 g。炒用药性减缓。

【使用注意】孕妇禁用;不宜与巴豆、巴豆霜同用。

商　陆

【主要药性】苦,寒;有毒。归肺、脾、肾、大肠经。

【功效应用】

1. **逐水消肿,通利二便** 用治水肿胀满,二便不利而正气未衰者。

2. **外用解毒散结** 用治疮疡肿毒。

【用法用量】煎服,3～9 g,内服醋制。外用适量,生用。

【使用注意】孕妇禁用。

巴豆霜

【主要药性】辛,热;有大毒。归胃、大肠经。

【功效应用】

1. 峻下冷积 用于寒积便秘，病起急骤，气血未衰，形证俱实者。

2. 逐水退肿 用于腹水鼓胀，二便不通。

3. 祛痰利咽 用于喉痹痰涎壅塞气道，呼吸困难，甚则窒息欲死者。

4. 外用蚀疮 有较强的腐蚀性，外治痈肿脓成不溃，疥癣恶疮，疣痣。

【用法用量】0.1～0.3 g，多入丸散用，外用适量。

【使用注意】孕妇禁用，不宜与牵牛子同用。

本章点睛

要点提示

1. 掌握泻下药的含义、性能特点、主治病证。

2. 掌握大黄、芒硝的主要药性、功效应用、特殊用法用量及使用注意。

3. 掌握大黄与芒硝的功效应用异同点。

4. 熟悉泻下药的分类，各类药物的性能特点。

5. 熟悉甘遂的功效应用、特殊用法用量及使用注意。

6. 了解泻下药的使用注意及番泻叶、火麻仁、郁李仁、京大戟、芫花、牵牛子、商陆、巴豆霜的功效应用。

问题解答

1. 何谓泻下药？简述其性能特点及主治病证。

答：凡以泻下通便为主要功效，常用以治疗里实积滞证的药物，称为泻下药。本类药物多为苦寒沉降之品，主入大肠经。能引起腹泻，或滑利大肠，以促使排便，排除胃肠积滞、燥屎、体内积水、停饮及毒、痰、虫、瘀等有害物质。主要用于各种原因所致的胃肠积滞，大便秘结，以及水饮内停等里实证。

2. 大黄与芒硝在功效应用方面有何异同点？

答：二者均能泻下攻积，用治积滞便秘，常相须为用。然大黄泻下攻积力强，可用于各种积滞便秘，尤为治热结便秘之要药。兼能泻火解毒，清泄湿热，用治火热炎上或湿热下注诸证；还能凉血止血，活血化瘀，用于血热出血及血瘀诸证。芒硝长于润燥软坚泻下，为治里热燥结之要药。外用清热消肿，常用于口、眼、咽喉等多种热毒证；外敷尚可回乳，用于乳痈初起。

3. 火麻仁与郁李仁在功效应用方面有何异同点？

答：二者均为种仁类药物，质润多脂，能润肠燥，通大便，适用于肠燥津亏之便秘。然火麻仁兼能滋养补虚，故对老人、虚人、产后等津亏血虚之肠燥便秘者尤为常用。郁李仁兼行大肠气滞，适用于大肠气滞，肠燥便秘。又能利水消肿，用于水肿胀满、脚气浮肿等。

4. 甘遂、京大戟与芫花在功效应用方面有何异同点?

答：三者均为有毒之品，功能泻水逐饮，作用峻猛，用于水肿胀满，胸腹积水，痰饮积聚而正气未衰者。然甘遂作用最强，芫花毒性最剧。此外，甘遂、京大戟尚消肿散结，可治疮痈肿毒；芫花外用可杀虫疗疮，用治头疮顽癣等。

第四章 祛风湿药

【含义】以祛除风寒湿邪为主要功效,常用以治疗风湿痹证的药物,称为祛风湿药。

【性能特点】多为辛苦,药性或温或凉,主入肝、脾、肾经。能祛除留滞于肌肉、筋骨、关节的风寒湿邪或风湿热邪,以缓解经络闭阻,解除痹痛。

【分类】分为祛风寒湿药、祛风湿热药、祛风湿强筋骨药三类。

【主治病证】风湿痹证,症见肢体、肌肉、关节疼痛、麻木、屈伸不利,筋脉拘挛,甚至关节肿大,腰膝酸软,筋骨痿弱等。

【使用注意】多制成酒剂或丸散剂用。易耗伤阴血,故阴虚血亏者应慎用。

第一节 祛风寒湿药

多为辛、苦,温之品,既能祛风除湿,又有较明显的散寒止痛作用。适用于风寒湿痹,症见肢体关节疼痛,遇寒加剧等。

独　活

【主要药性】辛、苦,微温。归肾、膀胱经。

【功效应用】

1. **祛风除湿，通痹止痛** 用于风寒湿痹,尤以治下半身之风湿痹痛更为适宜。

2. **解表** 用于外感风寒夹湿之表证。

【用法用量】煎服,3～10 g。

【使用注意】本品药性温燥,易耗伤阴血,故阴虚血燥者慎用。

威灵仙

【主要性能】辛、咸,温。归膀胱经。

【功效应用】**祛风湿，通经络** 用于风湿痹痛,肢体麻木,筋脉拘挛,屈伸不利。

【用法用量】煎服,6～10 g。

【使用注意】本品辛散走窜,气血虚弱者及孕妇慎服。

徐长卿

【主要性能】辛,温。归肝、胃经。

【功效应用】

1. **祛风，化湿，止痛** 长于祛风,尤擅止痛,故可广泛用于风湿、寒凝、气滞、血瘀所致的各种痛证。

2. **止痒** 祛肌肤中之风邪而止痒,适用于风疹、湿疹等皮肤瘙痒。

3. **其他** 尚能解蛇毒,用于毒蛇咬伤。

【用法用量】煎服,3～12 g,后下。外用适量。

川　乌

【主要性能】辛、苦,热;有大毒。归心、肝、肾、脾经。

【功效应用】

1. **祛风除湿** 辛苦性热,药力强悍,能祛风湿,通经络,利关节。尤以驱逐寒湿之力甚捷,故对于寒邪偏胜之痛痹最宜。

2. **温经止痛** 长于温散寒凝,尤以止痛称著。用于心腹冷痛、寒疝疼痛等寒凝疼痛。古方亦常用作麻醉止痛。

【用法用量】煎服,1.5～3 g;宜先煎、久煎。外用适量。

【使用注意】生品内服宜慎,一般炮制后用。不宜与半夏、瓜蒌、瓜蒌仁、瓜蒌皮、天花粉、川贝母、浙贝母、平贝母、伊贝母、湖北贝母、白蔹、白及同用。孕妇忌用。酒浸、酒煎服易致中毒,应慎用。

蕲　蛇

【主要性能】甘、咸,温;有毒。归肝经。

【功效应用】**祛风,通络,止痉** 性善走窜,内走脏腑,外彻皮肤,透骨搜风,截惊定搐,为祛风通络之要药,治一切风病。适用于风湿顽痹、麻木拘挛、中风口眼㖞斜、半身不遂、抽搐痉挛、破伤风、麻风、疥癣等。

【用法用量】煎汤,3～10 g;研末吞服,一次 1～1.5 g,一日 2～3 次。

【使用注意】阴虚内热及血虚生风者忌服。

木　瓜

【主要性能】酸,温。归肝、脾经。

【功效应用】舒筋活络，和胃化湿　性温能通肌肉之寒滞，气香入脾能芳化湿浊，味酸入肝能舒筋缓急。为治湿痹拘挛，吐泻转筋，脚气肿痛之要药。

【用法用量】煎服，6～9 g。

第二节　祛风湿热药

多为辛苦寒，以祛风除湿、清热通络为主要作用。适用于风湿热痹。症见关节肿胀、皮肤焮红、灼热疼痛等。

秦　艽

【主要性能】辛、苦，平。归胃、肝、胆经。

【功效应用】

1. 祛风湿，止痹痛　凡风湿痹痛，无问寒热新久均可配伍应用。因其性平偏凉能清热，故尤宜于风湿热痹。兼能通经络，尚可用于中风半身不遂。

2. 退虚热　骨蒸潮热，小儿疳积发热。

3. 清湿热　用于湿热黄疸。

【用法用量】煎服，3～10 g。

防　己

【主要性能】苦，寒。归肺、膀胱经。

【功效应用】

1. 祛风止痛　为治风湿痹痛之常用药。因其性寒清热，故对风湿热痹尤宜。

2. 利水消肿　治水肿脚气、小便不利等下半身水湿停留之证。

【用法用量】煎服,5～10 g。

【使用注意】本品大苦大寒,易伤胃气,胃纳不佳及阴虚体弱者慎服。

络石藤

【主要性能】苦,微寒。归心、肝、肾经。

【功效应用】

1. *祛风通络*　用于风湿痹痛,筋脉拘挛,屈伸不利者。因其性微寒,故以治热痹尤宜。

2. *凉血消肿*　用于咽喉肿痛,热毒疮痈。

【用法用量】煎服,6～12 g。

雷公藤

【主要性能】苦、辛,寒;有大毒。归肝、肾经。

【功效应用】

1. *祛风除湿,活血通络,消肿定痛*　为治风湿顽痹之要药。故尤宜于关节红肿热痛,肿胀难消,晨僵,甚至关节变形者。

2. *其他*　尚能解热攻毒,祛风止痒,用于热毒疮疡及皮肤瘙痒。

【用法用量】煎汤,1～3 g,宜先煎。

【使用注意】内脏有器质性病变及白细胞减少者慎服。孕妇忌用。

第三节　祛风湿强筋骨药

性温或平，主入肝肾经。以祛风湿，补肝肾，强筋骨为主要作用。适用于风湿日久、肝肾虚损、腰膝酸软、脚弱无力等。亦可用于肾虚腰痛、骨痿、软弱无力者。

五加皮

【主要性能】辛、苦、温。归肝、肾经。

【功效应用】

1. **祛风除湿，补益肝肾，强筋壮骨**　为强壮性祛风湿药。用于风湿痹痛兼有肝肾亏损、腰膝酸软、筋骨无力等。

2. **利水**　用于水肿，脚气。

【用法用量】煎服，5～10 g。浸酒、入丸散服，适量。

桑寄生

【主要性能】苦、甘、平。归肝、肾经。

【功效应用】

1. **祛风湿，补肝肾，强筋骨**　为强壮性祛风湿药。对痹病日久，伤及肝肾之腰膝酸痛、筋骨无力者尤宜。

2. **安胎**　既能补肝肾，又能养血安胎，尤宜于肝肾亏虚之妊娠下血，胎动不安。

【用法用量】煎服，9～15 g。

狗　脊

【主要性能】苦、甘、温。归肝、肾经。

【功效应用】

1. 祛风湿，补肝肾，强腰膝　适宜于风寒湿痹，或兼有肝肾不足，症见腰膝酸软，下肢无力，或腰痛脊强，不能俯仰者。

2. 其他　外用能止血，可用于外伤出血。

【用法用量】煎服，6～12 g。

【使用注意】肾虚有热，小便不利，或短涩黄赤者慎服。

本章点睛

要点提示

1. 掌握祛风湿药的含义、性能特点、分类、主治病证。

2. 掌握独活、威灵仙、木瓜、秦艽、防己、桑寄生的性能、功效、应用、特殊用法用量及使用注意。

3. 掌握独活与羌活、五加皮与桑寄生的功效异同点。

4. 熟悉川乌、五加皮的功效、应用、特殊用量用法及使用注意。

5. 了解祛风湿药的使用注意及徐长卿、蕲蛇、络石藤、雷公藤、狗脊的功效应用。

问题解答

1. **简述祛风湿药的含义、性能特点、分类、主治病证。**

答：凡以祛除风寒湿邪为主要功效，治疗风湿痹证为主的药物,称为祛风湿药。本类药物多为辛苦,药性或温或凉,主入肝、脾、肾经。能祛除留滞于肌肉、筋骨、关节的风寒湿邪或风湿热邪,以缓解经络闭阻,解除痹痛。适用于风湿痹证,症见肢体、肌肉、关节疼痛、麻木、屈伸不利,筋脉拘挛,甚至关节肿大、腰膝酸软、筋骨痿弱等。

2. 试述羌活与独活功效与应用的异同。

答: 二者均能祛风湿、止痛、解表,适用于风寒湿痹,外感风寒夹湿表证等,常相须为用。然羌活散寒解表力强;性主上行,偏于治上半身之风湿痹痛。独活散寒解表之力稍逊;性主下行,长于治下半身之风湿痹痛。

3. 五加皮与桑寄生功效应用有何异同?

答: 二者均能祛风除湿,补益肝肾,强筋健骨,为强壮性祛风湿药。适用于风湿痹痛兼有肝肾亏损、腰膝酸软、筋骨无力等。然五加皮兼能利水消肿,用于水肿、脚气等。桑寄生尚能补肝肾,益精血,固冲任,安胎元,适用于肝肾亏虚,冲任不固之妊娠下血,胎动不安。

第五章　化湿药

【含义】凡气味芳香,性偏温燥,以化湿运脾为主要功效,常用以治疗湿阻中焦证的药物,称为化湿药。

【性能特点】多辛温香燥,主入脾胃经。能宣化停聚于中焦湿浊之邪,以利于脾胃的健运。

【主治病证】湿阻中焦证。症见脘腹痞满、呕吐泛酸、大便溏薄、食少体倦、口甘多涎、舌苔白腻等。

【使用注意】入汤剂宜后下,不宜久煎。性偏温燥,易耗气伤阴,阴虚血燥及气虚者宜慎用。

广藿香
【主要性能】辛,微温。归脾、胃、肺经。

【功效应用】

1. **芳香化浊**　用于湿阻中焦,脾失健运之脘腹痞闷、少食作呕、神疲体倦、舌苔厚腻等。

2. **和中止呕**　可用于多种呕吐,对湿浊中阻之呕吐最为适宜。

3. **发表解暑**　外散风寒,内化湿浊,用于暑湿表证、湿温初起、发热倦怠、胸闷不舒等。

【用法用量】煎服,3～10 g。鲜者加倍。不宜久煎。

【使用注意】阴虚血燥者不宜用。

佩 兰

【主要性能】辛,平。归脾、胃、肺经。

【功效应用】

1. **芳香化湿,醒脾开胃** 用于湿浊中阻、脘痞呕恶、口中甜腻、口臭、多涎等。

2. **发表解暑** 用于暑湿表证、湿温初起、发热倦怠、胸闷不舒等。

【用法用量】煎服,5～10 g。鲜品加倍。

苍 术

【主要性能】辛、苦,温。归脾、胃、肝经。

【功效应用】

1. **燥湿健脾** 用于湿阻中焦,脘腹胀满,以及脾虚湿聚,水湿内停的痰饮或外溢的水肿。

2. **祛风散寒** 能发散风寒湿邪,尤以祛湿见长。既可用治痹病,以湿盛之着痹为宜;又可用治表证,以风寒夹湿者为佳。

3. **其他** 尚能明目,用于夜盲症及眼目昏涩。

【用法用量】煎服,5～10 g。

【使用注意】阴虚内热、气虚多汗者忌用。

厚 朴

【主要性能】苦、辛,温。归脾、胃、肺、大肠经。

【功效应用】

1. **燥湿行气除满** 为消除胀满的要药。凡湿阻、食积、气滞所致脘腹胀满、食欲不振、大便不利等皆可应用。

2. 消痰下气 用于痰饮阻肺,肺气不降之咳喘胸闷。

【用法用量】煎服,3～10 g。

【使用注意】本品辛苦温燥,易耗气伤津,故气虚津亏者慎用。

砂 仁

【主要性能】辛,温。归脾、胃、肾经。

【功效应用】

1. 化湿开胃 既能芳化中焦之湿浊,又能温行脾胃之滞气,为醒脾调胃要药。凡湿阻中焦,或脾胃气滞所致的脘痞不饥等证皆可应用,尤宜于寒湿气滞之证。

2. 温中止泻 用于脾胃虚寒的泄泻。

3. 理气安胎 用于气滞妊娠恶阻,胎动不安。

4. 其他 取本品行气健胃之功,常与补益药同用,使之补而不腻。

【用法用量】煎服,3～6 g。入汤剂宜后下。

【使用注意】阴虚血燥者慎用。

白豆蔻

【主要性能】辛,温。归肺、脾、胃经。

【功效应用】

1. 化湿行气 辛温气香,善化湿浊,行气滞,主要作用于上、中焦。适用于湿浊中阻,不思饮食,或湿温初起,胸闷不饥等。

2. 温中止呕 用于多种呕吐,对于寒湿呕逆最为适宜。

【用法用量】煎服,3～6 g。入汤剂宜后下。

【使用注意】阴虚血燥者慎用。

本章点晴

要点提示

1. 掌握化湿药的含义、性能特点、主治病证。

2. 掌握广藿香、苍术、厚朴的性能、功效、应用、特殊用法用量及使用注意。

3. 熟悉砂仁、白豆蔻的功效、应用、特殊用法用量及使用注意。

4. 了解佩兰的功效、应用。

问题解答

1. 试述化湿药的含义、主要性能和适应证。

答:凡气味芳香,性偏温燥,以化湿运脾为主要功效,常用以治疗湿阻中焦证的药物,称为化湿药,又称芳香化湿药。本类药物多辛温香燥,主入脾胃经。能化除湿浊、健运脾胃。主要用于湿阻中焦证。症见脘腹痞满、呕吐泛酸、大便溏薄、食少体倦、口甘多涎、舌苔白腻等。

2. 广藿香与佩兰在功效应用方面有何异同点?

答:二者均味辛气香,能内化脾胃湿浊之邪,外散在表的风寒之邪,为暑湿时令常用之品。凡湿阻中焦、暑湿表证,或湿温初起常相须为用。然广藿香性微温,发表解暑之力优于佩兰,又善止呕,善治外寒内湿之阴暑证及湿阻中焦之呕吐。佩兰性平,化湿力强,又善治脾经湿热之脾瘅证。

3. 苍术与厚朴在功效应用方面有何异同点?

答: 二者均辛苦温燥,入脾胃经。功能燥湿健脾,主治湿阻中焦证,常相须为用。然苍术为燥湿健脾之要药,又能祛风湿、解表,对于风寒夹湿之表证,风湿痹痛以湿胜者最宜。尚能明目,用治夜盲症。厚朴温燥之性不及苍术,长于行气消胀除满,凡湿阻中焦、胃肠积滞、气机失畅之脘腹胀满皆宜;并能消痰下气平喘,用治咳喘痰多。

第六章 利水渗湿药

【含义】凡以通利水道,渗泄水湿为主要功效,常用以治疗水湿内停病证的药物,称利水渗湿药。

【性能特点】味多甘淡,性平或偏凉,多入膀胱、小肠经。能渗利水湿,畅通小便,增加尿量,使体内蓄积的水湿从小便排泄,从而达到治疗水湿内停证的目的。

【分类】分为利水消肿药、利尿通淋药和利湿退黄药三类。

【主治病证】小便不利、水肿、泄泻、痰饮、淋证、黄疸、湿疮、带下、湿温等水湿内停所致的各种病证。

【配伍】因"气行则水行,气滞则水停",故应用利水渗湿药时,常配伍行气药,以提高疗效。

【使用注意】利水渗湿药易耗伤津液,故阴亏津少、肾虚遗精、遗尿者慎用或忌用。

第一节 利水消肿药

多为甘淡,性平或微寒之品。以利水渗湿、消除水肿为主要功效,适用于水湿潴留、泛溢肌肤所致的水肿、小便不利等,也可用于其他水湿内停的病证。

茯 苓

【性能性能】甘、淡,平。归心、脾、肾经。

【功效应用】

1. **利水渗湿** 药性平和,无寒热之偏,利水而不伤阴。凡水肿尿少,无论寒热虚实皆可应用。

2. **健脾** 用于脾虚湿盛之食少倦怠,便溏泄泻。

3. **宁心** 用于心神不安,惊悸失眠,心悸失眠。

【用法用量】煎服,9～15 g。

薏苡仁

【主要性能】甘、淡,凉。归脾、胃、肺经。

【应用功效】

1. **利水渗湿** 功似茯苓,药性和缓,用于水肿,脚气,小便不利。

2. **健脾止泻** 用于脾虚泄泻。

3. **除痹** 长于祛湿除痹,尤善治湿痹、筋急拘挛、屈伸不便者。

4. **排脓** 长于排热毒之痈脓,常用于肺痈、肠痈等证。

5. **解毒散结** 用于赘疣,癌肿。

【用法用量】煎服,9～30 g。清利湿热宜生用,健脾止泻宜炒用。

猪苓

【主要性能】甘、淡,平,归肾、膀胱经。

【功效应用】**利水渗湿** 功专力强,可用于水肿尿少、泄泻、淋浊、带下等水湿滞留或湿浊下注之证。

【用法用量】煎服,6～12 g。

泽　泻

【主要性能】甘、淡,寒。归肾、膀胱经。

【功效应用】

1. **利水渗湿**　功同茯苓,但作用较强。为治疗水肿、小便不利之常用药物。

2. **泄热**　善清膀胱之湿热,泄肾经之虚火,用于湿热蕴于下焦之小便淋涩,以及相火妄动之遗精等。

3. **化浊降脂**　用于高脂血症。

【用法用量】煎服,5～10 g。

第二节　利尿通淋药

性多寒凉,味多甘淡或苦,主入膀胱经,善走下焦,尤能清利下焦湿热,以利尿通淋见长。主要用于湿热蕴结下焦,膀胱气化失司之热淋、血淋、石淋、膏淋等多种淋证,也可用于其他水湿内停的病症。

车前子

【主要性能】甘,微寒。归肝、肾、肺、小肠经。

【功效应用】

1. **清热利尿通淋**　主治热淋涩痛。

2. **渗湿止泻**　渗水湿而分清浊,利小便而实大便,用于湿盛之水泻。

3. **明目**　清肝热而明眼目。用于肝火上炎之目赤肿痛。

4. 祛痰 清肺热而化痰浊,适用于肺热咳嗽、痰多黄稠者。

【用法用量】煎服,9～15 g。布包入煎剂。

【使用注意】肾虚遗精、滑精者慎用。

滑 石

【主要性能】甘、淡,寒,归膀胱、肺、胃经。

【功效应用】

1. 利尿通淋 性寒味淡,质重而滑,善清膀胱湿热而利尿通淋。可用于热淋、石淋、尿热涩痛等,尤为治石淋之要药。

2. 清热解暑 用于暑热烦渴、小便短赤,或泄泻。

3. 外用收湿敛疮 用于湿疮,湿疹,痱子。

4. 其他 还可作为小儿推拿的润滑剂。

【用法用量】煎服,10～20 g,包煎。外用适量。

【使用注意】脾虚、热病伤津者及孕妇忌用。

木 通

【主要性能】苦,寒。归心、小肠、膀胱经。

【功效应用】

1. 利尿通淋 力强,用于淋证,水肿,尤多用于热淋。

2. 清心除烦 上清心经之热以除烦,下导小肠之火以利尿。适用于心火上炎之口舌生疮,或心火下移于小肠之心烦尿赤等。

3. 通经下乳 用于经闭,乳少。

【用法用量】煎服,3～6 g。

通　草

【主要性能】甘、淡,微寒。归肺、胃经。

【功效应用】

1. **利尿通淋**　力缓,用于湿热淋证,水肿尿少。

2. **通气下乳**　用于产后乳汁不下。

【用法用量】煎服,3～6 g。

【使用注意】孕妇慎用。

瞿　麦

【主要性能】苦,寒。归心、小肠、膀胱经。

【功效应用】

1. **利尿通淋**　用于热淋,血淋,石淋,小便不通,淋沥涩痛,尤宜于热淋。

2. **活血通经**　用于血热瘀阻之经闭,月经不调。

【用法用量】煎服,9～15 g。

【使用注意】孕妇忌服。

萹　蓄

【主要性能】苦,微寒。归膀胱经。

【功效应用】

1. **利尿通淋**　用于湿热下注膀胱诸淋,尤宜于热淋。

2. **杀虫,止痒**　用于虫积腹痛,湿疹、湿疮,阴痒带下等。

【用法用量】煎服,9～15 g。外用适量。

【使用注意】脾虚者慎用。

海金沙

【主要性能】甘、咸，寒。归膀胱、小肠经。

【功效应用】<u>清利湿热，通淋止痛</u>　以止尿道疼痛擅长，为治诸淋涩痛之要药。

【用法用量】煎服，6~15 g。布包入煎剂。

【使用注意】肾阴亏虚者慎服。

石　韦

【主要性能】甘、苦，微寒。归肺、膀胱经。

【功效应用】

1. 利尿通淋　为治湿热诸淋，小便不利之常用药物。因兼能凉血止血，故尤宜于血淋。

2. 清肺止咳　用于肺热咳喘。

3. 凉血止血　用于吐血、衄血、尿血、崩漏等血热出血。

【用法用量】煎服，6~12 g。

萆　薢

【主要性能】苦，平。归肾、胃经。

【功效应用】

1. 利湿去浊　善祛阳明之湿而固下焦，有分清去浊之效，为治膏淋的要药。

2. 祛风除痹　以治湿擅长，尤宜于湿邪偏盛之着痹。

【用法用量】煎服，10~15 g。

【使用注意】肾阴亏虚遗精、滑精者慎用。

第三节　利湿退黄药

多为苦寒之品，主入肝、胆经。功能为清热利湿，利胆退黄。主要用于肝胆湿热之黄疸。症见胁肋胀满、目黄、身黄、小便黄等。

茵陈蒿

【主要性能】苦、辛，微寒。归脾、胃、肝、胆经。

【功效应用】*清利湿热，利胆退黄*　为治黄疸要药。无论阳黄、阴黄均可应用。尤以湿热黄疸最宜。

【用法用量】煎服，6～15 g。外用适量，煎汤熏洗。

【使用注意】蓄血发黄者及血虚萎黄者慎用。

金钱草

【主要性能】甘、咸，微寒。归肝、胆、肾、膀胱经。

【功效应用】

1. *利湿退黄*　用于湿热黄疸。

2. *利尿通淋*　以通淋排石见长，为治石淋要药，也可用于肝胆结石，胆胀胁痛。

3. *解毒消肿*　用于痈肿疔疮，毒蛇咬伤。

【用法用量】煎服，15～60 g；鲜品 60～120 g。外用适量。

虎　杖

【主要性能】微苦，微寒。归肝、胆、肺经。

【功效应用】

1. **利湿退黄**　用于湿热黄疸，淋浊，带下。

2. **清热解毒**　用于痈肿疮毒，水火烫伤及毒蛇咬伤，内服外用皆可。

3. **散瘀止痛**　用于血滞经闭，癥瘕，跌打损伤。

4. **止咳化痰**　能清降肺气，止咳化痰，宜于肺热咳嗽。

5. **其他**　能泄热通便，用于热结便秘。

【用法用量】煎服，9～15 g。外用适量。

【使用注意】孕妇忌服。

本章点睛

要点提示

1. 掌握利水渗湿药的含义、主要性能、分类、使用注意。

2. 掌握茯苓、薏苡仁、泽泻、车前子、茵陈蒿、金钱草、虎杖的性能、功效、应用、特殊用法用量及使用注意。

3. 熟悉利水渗湿药的分类及性能特点。

4. 熟悉猪苓、滑石、木通、石韦的功效、应用、特殊用法用量及使用注意。

5. 了解通草、瞿麦、萹蓄、海金沙、萆薢的功效应用。

问题解答

1. 简述利水渗湿药的含义、性能、分类和适应证。

答： 凡以通利水道，渗泄水湿为主要功效，常用以治疗水湿内停病证的药物，称利水渗湿药。味多甘淡，性平或偏凉，多入膀胱、小肠经。能渗利水湿，畅通小便，增加尿量，使体内蓄积的水湿从小便排泄，从而达到治疗水湿内停证的目的。利水渗湿药一般分为利水消肿药、利尿通淋药和利湿退黄药三类。主要用于小便不利、水肿、泄泻、痰饮、淋证、黄疸、湿疮、带下、湿温等水湿内停的病证。

2. 茯苓与薏苡仁在功效应用方面有何异同点？

答： 二者均为甘淡之品，药性平和。既能渗湿，又能健脾，适用于水肿、小便不利，以及脾虚湿盛之证。然茯苓还能宁心安神，用于心脾两虚之心悸、失眠。薏苡仁尚能祛湿除痹，以治湿痹筋脉挛急者为宜；兼能清热排脓，解毒散结，可用于肺痈、肠痈，以及赘疣、癌肿等。

3. 车前子与滑石在功效应用方面有何异同点？

答： 二者均为甘寒之品，能清热利尿通淋，为治湿热淋证所常用。然车前子偏治热淋，且长于渗湿止泻，用于湿盛之水泻；又能清肝明目，清肺祛痰，用于肝热目赤肿痛，肺热咳嗽痰多。滑石偏治石淋，又能清热解暑，用于暑热烦渴、小便短赤；外用能收湿敛疮，用治湿疮、湿疹、痱子等。

4. 利水消肿药与峻下逐水药均可用治水肿,如何区别使用?

答: 利水消肿药作用缓和,长于利小便,使水湿之邪从前阴排除,适用于水肿,小便不利之轻证。峻下逐水药作用峻猛,偏于通大便,能引起剧烈腹泻,使体内大量积水从后阴排出,适用于全身水肿,胸腹积水及痰饮积聚、喘满壅实等形证俱实,或用一般利水消肿药难以奏效者。

第七章　温里药

【含义】以温散里寒为主要功效,常用以治疗里寒证的药物,称温里药,又名祛寒药。

【性能特点】多味辛而性温热,长于走脏腑而温散在里之寒邪,温煦脏腑阳气之不足,从而达到治疗里寒证的目的。

【主治病证】寒邪直中脏腑或阳气不足,阴寒内生,以冷、凉为主的里寒证。

【使用注意】实热证,阴虚火旺,津血亏虚者忌用或慎用;孕妇慎用。

附　子

【主要性能】辛、甘,大热;有毒。归心、肾、脾经。

【功效应用】

1. 回阳救逆　为回阳救逆第一品药。适用于四肢厥冷、脉微欲绝等亡阳证。

2. 补火助阳　适用于胸痹心痛,虚寒吐泻,脘腹冷痛,阳痿、宫冷,阴寒水肿,阳虚外感等心、脾、肾诸脏阳虚,以及卫阳不足者。

3. 散寒止痛　止痛力强,为治寒凝诸痛要药,尤善治痛痹。

【用法用量】煎服,3～15 g;先煎、久煎。

【使用注意】孕妇慎用,热证及阴虚阳亢者忌用。不宜与半夏、瓜蒌、瓜蒌仁、瓜蒌皮、天花粉、川贝母、浙贝母、平贝母、伊贝母、湖北贝母、白蔹、白及同用。

干 姜

【主要性能】辛,热。归脾、胃、肾、心、肺经。

【功效应用】

1. 温中散寒　为温中散寒之至药。凡脘腹冷痛、呕吐泄泻等中焦寒证,无论外寒内侵的寒实证,抑或阳气不足、寒从内生的虚寒证均可使用。

2. 回阳通脉　用于肢冷脉微之亡阳证。

3. 温肺化饮　寒饮喘咳。

【用法用量】煎服,3～10 g。

【使用注意】阴虚内热、血热妄行者忌用。

肉 桂

【主要性能】辛、甘,热。归肾、脾、心、肝经。

【功效应用】

1. 补火助阳　为治命门火衰之要药。适用于肾阳不足、命门火衰之阳痿、宫冷、腰膝冷痛、夜尿频多、滑精、遗尿等。

2. 散寒止痛,温通经脉　能温通血脉,去痼冷沉寒,凡诸病因寒凝滞而得者皆可。适用于心腹冷痛、寒疝腹痛、经闭痛经等寒凝诸痛。

3. 引火归元　能引下元虚衰所致上浮无根之火回归于肾中。适用于元阳亏虚,虚阳上浮之眩晕、面赤、虚喘等。

4. **其他** 在补益气血方中少量加入本品,能鼓舞气血生长,增强或提高补益药的效果。

【用法用量】煎服,1～5 g。宜后下。

【使用注意】阴虚火旺、里有实热、血热出血及孕妇忌用。畏赤石脂。

吴茱萸

【主要性能】辛、苦,热;有小毒。归肝、脾、胃、肾经。

【功效应用】

1. **散寒止痛** 主入肝经,善散厥阴之寒邪,为暖肝之要药。适用于寒邪凝滞肝脉所致的厥阴头痛、寒疝腹痛、寒湿脚气、经行腹痛等诸痛。

2. **降逆止呕** 既温中散寒,又疏肝下气,用于肝寒犯胃之呕吐吞酸。

3. **助阳止泻** 能温脾益肾,兼能燥湿,用于脾肾阳虚,五更泄泻。

【用法用量】煎服,2～5 g。外用适量。

【使用注意】不宜过量或久服。阴虚有热者忌用。孕妇慎用。

丁 香

【主要性能】辛,温。归脾、胃、肺、肾经。

【功效应用】

1. **温中降逆** 为治胃寒呕吐、呃逆之要药。

2. **补肾助阳** 用于肾虚阳痿。

【用法用量】煎服,1～3 g。外用适量。

【使用注意】热证及阴虚内热者忌用。反郁金。

高良姜

【主要性能】辛,热。归脾、胃经。

【功效应用】

1. **散寒止痛** 为治胃寒冷痛之要药。

2. **温胃止呕** 用于胃寒呕吐。

【用法用量】煎服,3～6 g。

本章点睛

要点提示

1. 掌握温里药的含义、性能特点、功效及主治。

2. 掌握附子、干姜、肉桂、吴茱萸的性能、功效应用、特殊用法用量及使用注意。

3. 掌握附子与干姜、附子与肉桂、肉桂与桂枝、干姜与生姜的功效应用异同点。

4. 熟悉高良姜的功效、应用和特殊用法用量及使用注意。

5. 了解丁香的功效应用。

问题解答

1. **简述温里药的含义、主要性能、功效及主治。**

答: 凡以温散里寒为主要功效,常用以治疗里寒证的药物,称温里药,又名祛寒药。本类药物多味辛而性温热、长于走脏腑而温散在里之寒邪,温煦脏腑阳气之不足,主治寒邪直中脏腑或阳气不足,阴寒内生,以冷、凉为主的里寒证。部分药物尚能助阳、回阳,用治阳虚证、亡阳证。

2. 附子与干姜在功效应用方面有何异同点?

答:二药均能温里散寒,回阳救逆,主治里寒证及亡阳证,常相须为用。然附子其性善走,可温助一身之阳气。上助心阳以通脉,中温脾阳以散寒,下补肾阳以益火,旁通关节而止痛。为补火助阳、散寒止痛之要药。凡心、脾、肾阳虚诸证以及寒凝诸痛等皆宜。干姜长于守中,为温中散寒之要药。主治脾胃寒证,无论虚实皆宜。又能温肺化饮,用于寒饮喘咳,痰多清稀等。

3. 肉桂与桂枝在功效应用方面有何异同点?

答:二者同出一物,均能散寒止痛、温经通脉,用治寒邪凝滞之胸痹心痛、胃寒冷痛、血寒经闭痛经、产后腹痛、风湿痹痛等诸痛。然肉桂长于温里寒,以治里寒证为优;又能补火助阳、引火归元,用治肾阳不足、命门火衰之阳痿、宫冷,下元虚衰、虚阳上浮之虚喘、眩晕、面赤等。桂枝长于散表寒,用治风寒表证;又能助阳化气,用治心悸、痰饮、水肿等。

第八章 行气药

【含义】凡以疏理气机为主要功效,常用以治疗气滞证的药物,称为行气药,又称理气药。其中行气力强者,又称破气药。

【性能特点】多为辛香苦温之品,主入脾、胃、肝、肺经。能调理气机,使气机运行通畅。

【主治病证】气机阻滞,运行不畅,以胀闷疼痛为主的气滞证。

【使用注意】多辛温香燥,易耗气伤阴,故气阴不足者慎用。

陈 皮

【主要药性】苦、辛,温。归脾、肺经。

【功效应用】

1. 理气健脾 用于脾胃气滞所致的脘腹胀满、恶心呕吐等。与补益药同用,可使之补而不滞。

2. 燥湿化痰 用于各种痰证,尤以治湿痰、寒痰为宜。

【用法用量】煎服,3～10 g。

青 皮

【主要药性】苦、辛,温。归肝、胆、胃经。

【功效应用】

1. 疏肝破气 用于肝气郁结所致胸胁胀痛、乳房肿痛、疝气疼痛等。

2. 消积化滞 作用力强,用于食积气滞,脘腹胀痛。

【用法用量】煎服,3～10 g。醋炙后疏肝止痛力增强。

【使用注意】孕妇及气虚者慎用。

枳　实

【主要药性】苦、辛、酸,微寒。归脾、胃经。

【功效应用】

1. 破气消积 长于破胃肠之气结以消积,凡食积、湿热、热结等胃肠积结气滞之腹满胀痛、便秘、泻痢后重等均可运用。

2. 化痰散痞 用于痰阻气机之胸痹,结胸。

【用法用量】煎服,3～10 g。

【使用注意】孕妇及脾胃虚弱者慎用。

木　香

【主要药性】辛、苦,温。归脾、胃、大肠、三焦、胆经。

【功效应用】**行气止痛,健脾消食** 长于行胃肠之气滞而止痛,适用于胃肠气滞之脘腹胀痛、泻痢后重等。若与补益药同用,可奏补而不滞之效。

【用法用量】煎服,3～6 g。宜后下。行气宜生用,实肠止泻宜煨用。

香　附

【主要药性】辛、微苦、微甘,平。归肝、脾、三焦经。

【功效应用】

1. **疏肝解郁**　用于肝郁气滞之胁肋胀痛。

2. **调经止痛**　为调经要药,用于肝郁气滞之月经不调、痛经、乳房胀痛等。

3. **理气宽中**　用于脾胃气滞之脘腹胀痛。

【用法用量】煎服,6～10 g。醋制后能增强疏肝止痛作用。

沉 香

【主要药性】辛、苦,微温。归脾、胃、肾经。

【功效应用】

1. **行气止痛**　长于散胸腹之寒凝而止痛,用于寒凝气滞之胸腹胀痛。

2. **温胃止呕**　用于胃寒呕吐。

3. **纳气平喘**　用于下元虚冷,肾不纳气之虚喘。

【用法用量】煎服,1～5 g,后下。

川楝子

【主要药性】苦,寒;有小毒。归肝、小肠、膀胱经。

【功效应用】

1. **疏肝泄热,行气止痛**　善调肝气之横逆,泄肝经之郁热,用于肝郁气滞或肝郁化火之胸腹诸痛。

2. **杀虫**　用于虫积腹痛,疥癣瘙痒。

【用法用量】煎服,5～10 g。外用适量。

【使用注意】脾胃虚寒者不宜用。

乌 药

【主要药性】辛，温。归肺、脾、肾、膀胱经。

【功效应用】

1. 行气止痛　因其性温，以治寒凝气滞之胸腹诸痛为宜。

2. 温肾散寒　用于肾阳不足，膀胱虚冷之小便频数，遗尿不止。

【用法用量】煎服，6～10 g。

荔枝核

【主要药性】甘、微苦，温。归肝、胃经。

【功效应用】行气散结，散寒止痛　善行散厥阴肝经之寒凝气滞而散结止痛，主治寒凝气滞之疝痛，睾丸肿痛。

【用法用量】煎服，5～10 g。

薤 白

【主要药性】辛、苦，温。归心、胃、大肠经。

【功效应用】

1. 通阳散结　善通胸中之阳气，散阴寒之凝结，为治胸痹之要药。

2. 行气导滞　用于胃肠气滞，泻痢后重。

【用法用量】煎服，5～10 g。

【使用注意】胃弱纳呆及不耐蒜味者慎用。

要点提示

1. 掌握理气药的含义、性能特点、主治病证。

2. 掌握陈皮、枳实、木香、香附的主要药性、功效应用、特殊用法用量及使用注意。

3. 掌握陈皮与青皮、木香与香附的功效应用异同点。

4. 熟悉青皮、沉香、川楝子、乌药、荔枝核、薤白的功效应用、特殊用法用量及使用注意。

5. 了解理气药的使用注意。

问题解答

1. 何谓行气药？简述其性能特点及主治病证。

答：凡以疏理气机为主要功效，用治气滞证的药物，称为行气药，又称理气药。其中行气力强者，又称破气药。行气药多为辛香苦温之品，归脾、胃、肺、肝经。能调理气机，疏通郁滞，使气的运行通畅。用于气机阻滞，运行不畅，以胀闷疼痛为主的气滞证。

2. 陈皮与青皮在功效应用方面有何异同点？

答：二者均能理气，治疗气滞证。然陈皮作用和缓，主入中焦，长于行气健脾，主治脾胃气滞证。又能燥湿化痰，用于各种痰证，尤以治湿痰、寒痰为宜。青皮作用峻猛，主入肝胆，长于疏肝破气，主治肝郁气滞证。又能消积化滞,适用于食积气滞之脘腹胀痛。

3. 木香与香附在功效应用方面有何异同点?

答:二者均能行气止痛,用于气滞胀痛。然木香主入中焦,以行胃肠之气滞见长,为治脘腹胀痛、泻痢后重之良药。香附主入肝,以行肝经之郁滞为优,擅于调经止痛,为治肝郁胁肋胀痛、月经不调、乳房胀痛之要药。

4. 枳实、青皮均能破气,如何区别应用?

答:二者均能破气,用于气滞之重证。然枳实长于破胃肠之气结以消积,主治食积、湿热、热结等胃肠积结气滞之腹满胀痛、便秘或泻痢后重等。青皮长于破肝经之郁滞,主治肝气郁结所致胸胁胀痛、乳房肿痛、疝气疼痛等。

第九章　消食药

【含义】凡以消化食积为主要功效,常用以治疗饮食积滞证的药物,称为消食药。

【性能特点】消食药多为甘平之品,主入脾、胃二经,能帮助消化,消除食积。

【主治病证】饮食积滞证,症见脘腹胀满、不思饮食、嗳腐吞酸、恶心呕吐、大便失常等。

山　楂

【主要药性】酸、甘,微温。归脾、胃、肝经。

【功效应用】

1. *消食健胃*　可用于多种食积,尤为治油腻肉积之要药。

2. *行气散瘀*　用于胸痹心痛、经闭痛经等气滞血瘀证。

3. *化浊降脂*　用于高脂血症。

【用法用量】煎服,9~12 g。

【使用注意】胃酸分泌过多者慎用。

六神曲

【主要药性】甘、辛,温。归脾、胃经。

【功效应用】*消食化积,健脾和胃*　用于饮食积滞证,兼外感表证者尤宜。此外,尚能助金石药物之消化。

【用法用量】煎服,6~15 g。消食宜炒焦用。

麦　芽

【主要药性】甘,平。归脾、胃、肝经。

【功效应用】

1. **行气消食,健脾开胃**　用于米、面、薯、芋类积滞不化证。

2. **回乳消胀**　用于哺乳期妇女断乳,或乳汁郁积之乳房胀痛。

【用法用量】煎服,10～15 g;回乳炒用 60 g。

【使用注意】哺乳期妇女不宜使用。

莱菔子

【主要药性】辛、甘,平。归肺、脾、胃经。

【功效应用】

1. **消食除胀**　用于食积气滞之脘腹胀满、嗳气吞酸等。

2. **降气化痰**　用于痰涎壅肺之咳喘。

【用法用量】煎服,5～12 g。

【使用注意】气虚及无食积、痰滞者慎用。不宜与人参同用。

鸡内金

【主要药性】甘,平。归脾、胃、小肠、膀胱经。

【功效应用】

1. **健胃消食**　消食力强,兼健脾。用于多种食积不化证,脾虚食积者尤为多用。

2. **涩精止遗**　用于遗精,遗尿。

3. **通淋化石**　用于石淋涩痛,胆胀胁痛。

【用法用量】煎服,3～10 g;研末服,每次 1.5～3 g。研末服效果优于煎剂。

本章点睛

要点提示

1. 掌握消食药的含义、功效及主治。

2. 掌握山楂、莱菔子、鸡内金的主要药性、功效应用、特殊用法用量及使用注意。

3. 掌握莱菔子与山楂的功效应用异同点。

4. 熟悉六神曲、麦芽的功效应用、特殊用法用量及使用注意。

问题解答

1. 何谓消食药? 简述其性能特点及主治病证。

答: 凡以消化食积为主要功效,常用以治疗饮食积滞证的药物,称为消食药。又称消导药、助消化药。消食药多为甘平,主入脾、胃二经,能帮助消化,消除食积,适用于饮食积滞、脘腹胀满、不思饮食、嗳腐吞酸、恶心呕吐、大便失常等。

2. 山楂、麦芽、莱菔子在功效应用方面有何异同点?

答: 三者均能消食化积,主治饮食积滞证。然山楂善消油腻肉积,为治肉食积滞之要药;又能行气散瘀,化浊降脂,可用于气滞血瘀证及用于高脂血症。麦芽长于助淀粉类食物的消化,主要用于米、面、薯、芋类食积不化;兼能回乳消胀,用于哺乳期妇女断乳,或乳汁郁积之乳房胀痛。莱菔子善能消食除胀,为治食积气滞之脘腹胀痛之要药;又能降气化痰,用于痰涎壅肺之咳喘。

第十章　驱虫药

【含义】凡以驱虫或杀虫为主要功效,常用以治疗肠道寄生虫病的药物,称为驱虫药。

【性能特点】驱虫药主入大肠、脾、胃经,部分药物有毒。能对人体肠道寄生虫产生麻痹或毒杀作用,促使其排出体外。

【主治病证】蛔虫、蛲虫、绦虫、钩虫等多种肠道寄生虫病。

【使用注意】驱虫药一般宜空腹服用,使药物充分作用于虫体而保证疗效;常配泻下药同用,以利于虫体排出;孕妇、年老体弱者当慎用。腹痛剧烈或发热者,暂不宜使用驱虫药。

使君子

【主要药性】甘,温。归脾、胃经。

【功效应用】*杀虫消积*　为驱蛔要药。因其味甘气香,尤宜于小儿蛔虫病。

【用法用量】煎服,9～12 g,捣碎;取仁炒香嚼服,6～9 g,作1～2次分服。小儿每岁1～1.5粒,一日总量不超过20粒。

【使用注意】服药时忌饮茶。

苦楝皮

【主要药性】苦,寒;有毒。归肝、脾、胃经。

【功效应用】

1. *杀虫*　杀虫力强,驱虫谱广,可用于多种肠道寄生虫病,尤以驱杀蛔虫擅长。

2. *疗癣*　外用于疥、癣、湿疹等皮肤瘙痒。

【用法用量】煎服,3～6 g;外用适量。

【使用注意】不宜过量或持续服用;孕妇及脾胃虚寒者慎用。

槟　榔

【主要药性】苦、辛,温。归胃、大肠经。

【功效应用】

1. *驱虫*　兼能缓泻,用于多种肠道寄生虫病。尤善治绦虫病。

2. *消积行气*　凡胃肠积结气滞,大便不调,或腹胀便秘,或泻痢后重者皆可应用。

3. *利水*　用于水肿,脚气肿痛。

4. *截疟*　用于疟疾。

【用法用量】煎服,3～10 g。驱绦虫、姜片虫 30～60 g。

【使用注意】脾虚便溏或气虚下陷者忌用;孕妇慎用。

南瓜子

【主要药性】甘,平。归胃、大肠经。

【功效应用】*杀虫*　用于绦虫病。

【用法用量】研粉,60～120 g,冷开水调服。

鹤草芽

【主要药性】苦、涩,凉。归胃、大肠经。

【功效应用】**杀虫** 兼能泻下,为治绦虫病之要药。

【用法用量】不入煎剂,以入丸、散为宜。研粉吞服,每日 30～45 g,小儿 0.7～0.8 g/kg,每日 1 次,早晨空腹服。

雷 丸

【主要药性】微苦,寒。归胃、大肠经。

【功效应用】**杀虫消积** 驱虫面广,用于多种肠道寄生虫病,以驱杀绦虫为佳。亦可用于小儿疳积。

【用法用量】15～21 g,不宜入煎剂,一般研粉服。一次 5～7 g,饭后用温开水调服,一日 3 次,连服 3 天。

本章点睛

要点提示

1. 掌握驱虫药的含义、性能特点、主治病证。

2. 掌握使君子、槟榔的主要药性、功效应用、特殊用法用量及使用注意。

3. 熟悉苦楝皮的功效应用、特殊用法用量及使用注意。

4. 了解驱虫药的使用注意及南瓜子、鹤草芽、雷丸的功效应用。

问题解答

1. 何谓驱虫药？简述其性能特点及主治病证。

答：凡以驱虫或杀虫为主要功效，常用以治疗肠道寄生虫病的药物，称为驱虫药。本类药物主入大肠、脾、胃经，部分药物有毒。能对人体肠道寄生虫产生麻痹或毒杀作用，促使其排出体外。适用于蛔虫、蛲虫、绦虫、钩虫等多种肠道寄生虫病。

2. 使用驱虫药时，应注意哪些问题？

答：驱虫药一般宜空腹服用，使药物充分作用于虫体而保证疗效；常配泻下药同用，有助于虫体从大便排出；孕妇、年老体弱者当慎用。腹痛剧烈或发热者，暂不宜使用驱虫药。应用毒性较大的驱虫药时要注意用量、用法，以免中毒或损伤正气。

3. 使君子与槟榔均能驱虫，如何区别使用？

答：二者均能驱虫，治疗多种肠道寄生虫病。然使君子长于驱杀蛔虫，因其味甘气香，尤为治小儿蛔虫病之要药。槟榔兼能缓泻，尤善治绦虫病。

第十一章 止血药

【含义】凡以制止体内外出血为主要功效,常用以治疗各种出血的药物,称止血药。

【性能特点】止血药入血分,多归心、肝经。能制止体内外各种出血,并能消除血动之由,有标本兼顾之效。

【分类】分为凉血止血、温经止血、化瘀止血、收敛止血四类。

【主治病证】适用于各种出血。症见咯血、咳血、衄血、吐血、便血、尿血、崩漏、紫癜以及外伤出血等。

【使用注意】运用止血药应始终注意"止血不留瘀"的问题。尤其是凉血止血药和收敛止血药,易凉遏恋邪,有止血留瘀之弊,故出血兼有瘀滞者不宜单独使用。

第一节 凉血止血药

性属寒凉,味多甘苦,既能止血,又能清泄血分之热。适用于血热妄行所致的各种出血。

小 蓟

【主要药性】甘、苦,凉。归心、肝经。

【功效应用】

1. 凉血止血 用于血热出血。因兼能利尿,故以治尿血、血淋尤宜。

2. **散瘀解毒消痈**　用于热毒痈肿。

【用法用量】煎服,5～12 g;外用适量,捣烂敷患处。

大　蓟

【主要药性】甘、苦,凉。归心、肝经。

【功效应用】

1. **凉血止血**　力强,可用于多种血热出血,尤多用于吐血,咯血及崩漏下血。

2. **散瘀解毒消痈**　用于热毒痈肿。

【用法用量】煎服,9～15 g;外用适量,捣烂敷患处。

地　榆

【主要药性】苦、酸、涩、微寒。归肝、大肠经。

【功效应用】

1. **凉血止血,兼收敛止血**　其性沉降,尤宜于便血、痔血、血痢、崩漏等下部血热出血。

2. **解毒敛疮**　用于疮疡痈肿,湿疮溃烂,尤为治水火烫伤之要药。

【用法用量】煎服,9～15 g。外用适量。止血多炒炭用,解毒敛疮多生用。

槐　花

【主要药性】苦,微寒。归肝、大肠经。

【功效应用】

1. **凉血止血**　用于血热出血。因其凉血之功独在大肠,故对痔血、便血等下部血热出血最宜。

2. 清肝泻火 用于肝火上炎之目赤,头胀头痛及眩晕等。

【用法用量】煎服,5～10 g。止血多炒炭用,清热泻火宜生用。

【使用注意】脾胃虚寒及阴虚发热而无实火者慎用。

侧柏叶

【主要药性】苦、涩,寒。归肺、肝、脾经。

【功效应用】

1. 凉血止血, 兼收敛止血 用于吐血、衄血、崩漏、便血等多种血热出血。

2. 化痰止咳 用于肺热咳嗽。

3. 生发乌发 用于血热脱发或须发早白。

【用法用量】煎服,6～12 g。外用适量。止血多炒炭用,化痰止咳宜生用。

白茅根

【主要药性】甘,寒。归肺、胃、膀胱经。

【功效应用】

1. 凉血止血 用于血热出血,以治尿血、血淋尤宜。

2. 清热利尿 用于水肿,热淋,黄疸。

3. 清肺胃热 用于肺热咳嗽,胃热呕吐。

【用法用量】煎服,9～30 g,鲜品 30～60 g。

第二节　化瘀止血药

性多行散,既能止血,又能化瘀,使血止而不留瘀,血散而不妄行。适用于瘀血内阻,血不循经之各种出血。

三　七

【主要药性】甘、微苦,温。归肝、胃经。

【功效应用】

1. **散瘀止血**　止血不留瘀,化瘀不伤正。用于体内外各种出血,无论有无瘀滞,均可应用,尤以有瘀滞者为宜。

2. **消肿定痛**　为伤科之要药,用于跌打损伤,或筋骨折伤、瘀血肿痛等。

【用法用量】煎服,3~9 g;研末吞服,一次 1~3 g。外用适量。

【使用注意】孕妇慎用。

茜　草

【主要药性】苦,寒。归肝经。

【功效应用】

1. **凉血祛瘀止血**　用于血热夹瘀之出血证。

2. **通经**　用于血瘀经闭、跌打损伤、风湿痹痛等,尤为妇科调经要药。

【用法用量】煎服,6~10 g。外用适量。止血炒炭用,活血通经生用或酒炒用。

【使用注意】孕妇慎用。

蒲 黄

【主要药性】甘,平。归肝、心包经。

【功效应用】

1. **止血** 长于收敛止血,兼能行瘀,用于体内外各种出血,无论属寒属热,有无瘀滞皆可,但以属实夹瘀者尤宜。

2. **化瘀** 用于瘀血诸痛,尤为妇科所常用。

3. **通淋** 用于血淋尿血。

【用法用量】煎服,5～10 g,包煎。外用适量。止血多炒用,化瘀、利尿多生用。

【使用注意】孕妇慎用。

第三节 收敛止血药

大多味涩,或为炭类,或质黏,性较平和,能收敛止血。广泛用于各种出血,尤宜于出血而无瘀滞者。

白 及

【主要药性】苦、甘、涩,微寒。归肺、肝、胃经。

【功效应用】

1. **收敛止血** 力强,可用于体内外多种出血,尤善治咯血、吐血等肺胃出血。

2. **消肿生肌** 用于痈肿疮疡,手足皲裂,水火烫伤。

【用法用量】煎服,6～15 g;研末吞服,3～6 g。外用适量。

【使用注意】不宜与川乌、制川乌、草乌、制草乌、附子同用。

仙鹤草

【主要药性】苦、涩,平。归心、肝经。

【功效应用】

1. **收敛止血**　药性平和,广泛用于全身各部之出血。

2. **截疟**　用于疟疾寒热。

3. **止痢**　用于血痢,久泻久痢。

4. **解毒**　用于痈肿疮毒,阴痒带下。

5. **补虚**　用于劳力过度所致的脱力劳伤。

【用法用量】煎服,6～12 g。外用适量。

第四节　温经止血药

性属温热,能暖气血,温经脉,固冲脉而统摄血液,适用于脾不统血,冲脉失固之虚寒出血。

艾　叶

【主要药性】辛、苦,温;有小毒。归肝、脾、肾经。

【功效应用】

1. **温经止血**　为温经止血之要药,用于虚寒性出血,尤宜于崩漏。

2. **散寒止痛**　为妇科要药,用于下焦虚寒、月经不调、经行腹痛、宫寒不孕等。

3. **安胎**　用于寒客胞宫,胎漏下血之胎动不安。

4. **外用祛湿止痒** 用于湿疹、阴疮、疥癣等瘙痒性皮肤病。

【用法用量】煎服,3～10 g;外用适量。温经止血宜炒炭用,其余生用。

炮 姜

【主要药性】辛,热。归脾、胃、肾经。

【功效应用】

1. **温经止血** 用于脾胃虚寒,脾不统血之出血。

2. **温中止痛** 用于中焦受寒,或脾胃虚寒所致腹痛,腹泻。

【用法用量】煎服,3～9 g。

本章点睛

要点提示

1. 掌握止血药的含义、性能特点、主治病证。

2. 掌握小蓟、地榆、三七、茜草、白及、艾叶的主要药性、功效应用、特殊用法用量及使用注意。

3. 掌握大蓟与小蓟、地榆与槐花的功效应用异同点。

4. 熟悉止血药的分类及各自性能特点。

5. 熟悉大蓟、槐花、侧柏叶、白茅根的功效应用、特殊用法用量及使用注意。

6. 了解止血药的使用注意及蒲黄、仙鹤草、炮姜的功效应用。

问题解答

1. 何谓止血药？简述其性能特点及主治病证。

答：凡以制止体内外出血为主要功效，常用以治疗各种出血的药物，称止血药。止血药入血分，多归心、肝经，能有效制止体内外各种出血。适用于咯血、咳血、衄血、吐血、便血、尿血、崩漏、紫癜以及外伤出血等。

2. 大蓟与小蓟在功效应用方面有何异同点？

答：二者能凉血止血，散瘀解毒消痈，治疗血热妄行之出血及热毒疮疡。但大蓟散瘀消痈力强，止血运用广泛，尤以治疗吐血、咯血及崩漏下血最为适宜。小蓟兼能利尿通淋，以治血尿、血淋为佳。

3. 地榆与槐花在功效应用方面有何异同点？

答：二者均能凉血止血，用于血热妄行之出血，尤以治便血、痔血等下部出血最宜。但地榆凉血之中兼能收敛止血；又能解毒敛疮，尤为治水火烫伤之要药。槐花又能清肝泻火，用于肝火上炎之目赤、头胀头痛及眩晕等。

4. 生姜、干姜与炮姜在功效应用方面有何异同点？

答：三者同出一物，均能温中散寒，用于脾胃寒证。然生姜偏于走表，风寒表证多用；又能温肺止咳，用于肺寒咳嗽；尤善止呕，素有"呕家圣药"之称，可用于多种呕吐，以治胃寒呕吐最宜。干姜偏于走里，为温中散寒之至药；又能回阳通脉，温肺化饮，用于亡阳证及寒饮喘咳。炮姜善走血分，长于温经而止血，为虚寒出血之常用药。

第十二章　活血化瘀药

【含义】凡以通利血脉,促进血行,消散瘀血为主要功效,常用以治疗瘀血证的药物,称为活血化瘀药。其中活血作用较强者,又称破血逐瘀药。

【性能特点】味多辛、苦,性多偏温,主归心、肝二经,入血分。辛能行血,苦能疏泄,温能通利,可使血脉通畅,瘀滞消散,从而达到止痛、调经、疗伤、消癥等多种治疗效果。

【分类】分为活血止痛药、活血调经药、活血疗伤药、破血消癥药四类。

【主治】各种瘀血证。如内科之胸腹胁痛,癥瘕积聚,外科之痈肿疮疡,妇科之闭经痛经,伤科之跌打损伤等,凡属瘀血阻滞者皆可运用。

【使用注意】本类药物易耗血动血,故月经过多者不宜用,孕妇当慎用或忌用。

第一节　活血止痛药

多为辛温之品,以活血止痛见长,多兼行气。适用于气滞血瘀证,症见头痛,胸胁痛,心腹痛,痛经,产后腹痛,痹痛,跌打伤痛及疮痈肿痛等。

川　芎

【主要药性】辛,温。归肝、胆、心包经。

【功效应用】

1. 活血行气　用于血瘀气滞诸痛。因其下行血海，故为妇科活血调经之要药。

2. 祛风止痛　上达巅顶，旁行肢节，用于头痛，风湿痹痛。尤为治头痛之要药。

【用法用量】煎服，3～10 g。

【使用注意】本品辛温升散，阴虚阳亢之头痛忌用。多汗、月经过多者慎用。

延胡索

【主要药性】辛、苦，温。归心、肝、脾经。

【功效应用】活血，行气，止痛　既活血，又行气，尤以止痛擅长。专治一身上下诸痛，尤为治血瘀气滞诸痛之要药。

【用法用量】煎服，3～10 g。研粉吞服，每次 1.5～3 g。醋制可增强其止痛作用。

郁　金

【主要药性】辛、苦，寒。归肝、胆、心经。

【功效应用】

1. 活血止痛，行气解郁　用于气血郁遏不行，胸腹胁肋诸痛。因其性寒凉，对血瘀气滞而有郁热者最为适宜。

2. 清心凉血　用于热病神昏，癫痫痰闭，血热出血。

3. 利胆退黄　用于黄疸尿赤，胆胀胁痛。

【用法用量】煎服，3～10 g。

【使用注意】不宜与丁香、母丁香同用。

乳 香

【主要药性】辛、苦,温。归心、肝、脾经。

【功效应用】

1. *活血定痛* 既能活血散瘀,又能行散滞气,尤以止痛为最,适用于血瘀气滞诸痛。

2. *消肿生肌* 为外伤科要药,用于跌打损伤,痈肿疮毒。

【用法用量】煎汤或入丸、散,3～5 g;外用适量,研末调敷。

【使用注意】孕妇及胃弱者慎用。

五灵脂

【主要药性】苦、咸、甘、温。归肝经。

【功效应用】

1. *活血止痛* 凡经产跌打诸瘀,心腹胁肋诸痛,皆可用治。

2. *化瘀止血* 用于瘀血内阻、血不归经之诸出血。

【用法用量】煎服,3～10 g,包煎。或入丸、散服。

【使用注意】孕妇慎用。不宜与人参同用。

降 香

【主要药性】辛、温。归肝、脾经。

【功效应用】

1. *化瘀止血* 用于瘀血所致的体内外诸出血。

2. 理气止痛　用于血瘀气滞之胸胁心腹疼痛及跌打伤痛。

【用法用量】煎服,9～15 g,后下。外用适量,研细末敷患处。

第二节　活血调经药

辛散苦泄,主入肝经,活血以调经见长,主要用于血行不畅所致的月经不调,痛经,经闭及产后瘀滞腹痛。也常用于其他瘀血病证。

丹　参

【主要药性】苦,微寒。归心、肝经。

【功效应用】

1. 活血祛瘀　药性平和,祛瘀而不伤正,可用于血瘀诸证,尤以治血热瘀滞者最宜。

2. 通经止痛　为妇科调经要药,用于月经不调,闭经痛经,以及产后瘀阻腹痛等。

3. 凉血消痈　用于疮痈肿毒。

4. 清心除烦　用于温热病热入营分之心烦少寐。

【用法用量】煎服,10～15 g;或入丸散。活血化瘀宜酒炙用。

【使用注意】反藜芦。孕妇慎用。

红　花

【主要药性】辛,温。归心、肝经。

【功效应用】*活血通经，祛瘀止痛*　广泛用于癥瘕积聚，心腹瘀痛，跌打损伤及疮疡肿痛等各种瘀血病证,尤为妇产科所常用。

【用法用量】煎服,3～10 g。外用适量。

【使用注意】孕妇忌用。月经过多者宜慎用。

桃　仁

【主要药性】苦、甘、平。归心、肝、大肠经。

【功效应用】

1. *活血祛瘀*　用于血瘀经闭、痛经,产后瘀滞腹痛,以及跌打伤痛,癥瘕痞块等多种血瘀证,亦可用于热壅血瘀之肺痈、肠痈。

2. *润肠通便*　用于肠燥便秘。

3. *止咳平喘*　用于咳嗽气喘。

【用法用量】煎服,5～10 g。

【使用注意】孕妇及脾虚便溏者慎用。

益母草

【主要药性】苦、辛,微寒。归肝、心包、膀胱经。

【功效应用】

1. *活血调经*　为妇科经产要药,主治血瘀经闭,痛经,月经不调,以及产后恶露不绝等。

2. *利水消肿*　用于水肿,小便不利。对水瘀互阻之水肿尤为适宜。

3. *清热解毒*　用于疮痈肿毒。

【用法用量】煎服,10～30 g;鲜品 12～40 g。或熬膏服。

【使用注意】孕妇及血虚无瘀者慎用。

牛　膝

【主要药性】苦、酸,平。归肝、肾经。

【功效应用】

1. **逐瘀通经**　用于瘀滞经闭,痛经,产后瘀阻腹痛,以及跌打损伤,瘀肿疼痛。

2. **补肝肾,强筋骨**　用于肝肾不足之腰膝酸软。

3. **利水通淋**　用于淋证,水肿。

4. **引血(火)下行**　性善下行,适用于吐血、衄血等上部血热出血,以及头痛眩晕,齿龈肿痛、口舌生疮等上部火热病证。

5. **其他**　尚能引药下行,为治疗腰膝以下病证常用的引经药。

【用法用量】煎服,5～10 g。

【使用注意】孕妇及月经过多者慎用。

鸡血藤

【主要药性】苦、甘,温。归肝、肾经。

【功效应用】

1. **活血补血,调经止痛**　为妇科调经之要药,用于血瘀或血虚所致的月经不调,痛经,闭经及血虚萎黄等。

2. **舒筋活络**　用于风湿痹痛,麻木瘫痪。

【用法用量】煎服,9～15 g。或浸酒服,或熬膏服。

第三节 活血疗伤药

活血以疗伤见长,善于消肿止痛,续筋接骨,止血生肌敛疮。主要用于跌打损伤瘀肿疼痛,骨折筋伤,金疮出血等伤科疾患。也常用于其他瘀血病证。

地鳖虫

【主要药性】咸,寒;有小毒。归肝经。

【功效应用】

1. **破血逐瘀** 用于血瘀经闭,癥瘕积聚。

2. **续筋接骨** 用于跌打损伤,筋伤骨折,瘀肿疼痛。为伤科要药。

【用法用量】煎服,3～10 g。

【使用注意】孕妇忌服。

马钱子

【主要药性】苦,温;有大毒。归肝、脾经。

【功效应用】

1. **通络止痛** 开通经络,透达关节,止痛力强,用于跌打损伤,骨折肿痛,以及风湿顽痹,麻木瘫痪。

2. **散结消肿** 又能以毒攻毒,用于疮痈肿毒,咽喉肿痛。

【用法用量】炮制后入丸、散服,0.3～0.6 g。

【使用注意】孕妇禁用,运动员慎用。外用不宜大面积涂敷。

苏　木

【主要药性】甘、咸，平。归心、肝、脾经。

【功效应用】*活血祛瘀，消肿止痛*　用于跌打伤痛、经闭痛经、产后瘀阻、胸腹刺痛、痈疽肿痛等。

【用法用量】煎服，3～10 g。外用适量。

【使用注意】孕妇及月经过多者慎用。

骨碎补

【主要药性】苦，温。归肝、肾经。

【功效应用】

1. *活血续伤*　为伤科要药，用于跌打损伤，筋骨折伤。

2. *补肾强骨*　用于肾虚腰痛，筋骨痿软，耳鸣耳聋及牙齿松动等。

3. *消风祛斑*　外用于斑秃，白癜风。

【用法用量】煎服，3～9 g。外用适量。

第四节　破血消癥药

药性峻猛，虫类居多，能破血逐瘀、消癥散积，主要适用于瘀血之重证，尤多用于癥瘕积聚。亦常用于血瘀经闭、瘀肿疼痛等。

因性猛力峻，易耗气、动血、伤阴，凡出血、阴血亏虚、气虚体弱，以及孕妇、月经期当忌用或慎用。

莪　术

【主要药性】辛、苦,温。归肝、脾经。

【功效应用】

1. **破血行气**　用于癥瘕痞块、瘀血经闭、胸痹心痛等血瘀气滞证。

2. **消积止痛**　用于饮食积滞不化,脘腹胀满疼痛较甚者。

【用法用量】煎服,6～9 g。

【使用注意】孕妇及月经过多者忌用。

三　棱

【主要药性】辛、苦,平。归肝、脾经。

【功效应用】**破血行气,消积止痛**　功用与莪术相似,常相须为用。然三棱偏于破血,莪术偏于破气。

【用法用量】煎服,5～10 g。

【使用注意】孕妇及月经过多者忌用。

水　蛭

【主要药性】咸、苦,平;有小毒。归肝经。

【功效应用】**破血通经,逐瘀消癥**　用于癥瘕积聚,血瘀经闭。也用于中风偏瘫。

【用法用量】煎服,1～3 g。研末服,0.3～0.5 g。

【使用注意】孕妇及月经过多者忌用。

斑　蝥

【主要药性】辛,热;有大毒。归肝、胃、肾经。

【功效应用】

1. **破血逐瘀，散结消癥**　力峻性猛，用于癥瘕、经闭等血滞重证。

2. **攻毒蚀疮**　用于痈疽恶疮，顽癣，瘰疬。

【用法用量】内服多炮制后入丸、散，0.03～0.06 g。外用适量。

【使用注意】本品有大毒，内服宜慎；孕妇禁用。

穿山甲

【主要药性】咸，微寒。归肝、胃经。

【功效应用】

1. **活血消癥**　用于癥瘕积聚，血瘀经闭。

2. **通经下乳**　用于乳汁不通。

3. **消肿排脓**　用于痈肿疮毒，瘰疬痰核。

4. **搜风通络**　用于风湿痹痛，中风偏瘫。

【用法用量】煎服，5～10 g。

【使用注意】孕妇忌用。

本章点睛

要点提示

1. 掌握活血化瘀药的含义、性能特点、主治病证。

2. 掌握川芎、延胡索、郁金、丹参、红花、桃仁、益母草、牛膝、地鳖虫、马钱子、莪术、水蛭的主要药性、功效应用、特殊用法用量及使用注意。

3. 掌握川芎与丹参、郁金与莪术、桃仁与红花的功效应用异同点。

4. 熟悉活血化瘀药的分类及其特点。

5. 熟悉乳香、鸡血藤、苏木、骨碎补、三棱的功效应用、特殊用法用量及使用注意。

6. 了解活血化瘀药的使用注意及五灵脂、降香、斑蝥、穿山甲的功效应用。

问题解答

1. 何谓活血化瘀药? 简述其性能特点及主治病证。

答: 凡以通利血脉,促进血行,消散瘀血为主要功效,常用以治疗瘀血证的药物,称为活血化瘀药。本类药物味多辛、苦,性多偏温,主归心、肝二经,入血分。可使血脉通畅,瘀滞消散,从而达到止痛、调经、疗伤、消癥等多种治疗效果。适用于胸腹胁痛、癥瘕积聚、痈肿疮疡、经闭痛经、跌打损伤等各种瘀血证。

2. 川芎与丹参在功效应用方面有何异同点?

答: 二者均能活血祛瘀,广泛用于各种瘀血证。然川芎既活血又行气,凡血瘀气滞诸证皆宜;且能祛风止痛,用于头痛,风湿痹痛,尤为治头痛之要药。丹参又能凉血消痈,清心除烦,用于疮痈肿毒,热病心烦。

3. 郁金与莪术在功效应用方面有何异同点?

答: 二药均能活血、行气,用于血瘀气滞之证。然郁金力缓,长于行气解郁,用于肝郁气滞,血瘀内阻所致的胸、胁、腹痛；又能清心凉血，利胆退黄，用于热病神昏、癫痫痰闭，血热出血，以及黄疸尿赤，胆胀胁痛。莪术力强，偏于破血，用于癥瘕痞块、瘀血经闭、胸痹心痛等血瘀气滞之重证；又能消积止痛，用于饮食积滞，脘腹胀满疼痛较甚者。

4. 桃仁与红花在功效应用方面有何异同点？

答：二者均能活血祛瘀，广泛用于痛经、血滞经闭、产后瘀阻腹痛、癥瘕、跌打损伤等血瘀诸证。然桃仁活血祛瘀力强，又能润肠通便，止咳平喘，用于肠燥便秘，咳嗽气喘。红花量小活血，量大破血。长于活血通经，妇科尤为多用。

第十三章　化痰药

【含义】凡以祛痰或消痰为主要作用,常用以治疗痰证的药物,称化痰药。

【性能特点】味多苦辛,主归肺、脾二经。能祛除或消散停留于体内或流窜于全身的痰浊。

【分类】分为温化寒痰药、清化热痰药二类。

【主治】痰证。如痰阻于肺之咳喘痰多,痰蒙心窍之昏厥、癫痫,痰蒙清阳之眩晕,痰扰心神之睡眠不安,肝风夹痰之中风、惊厥,痰阻经络之肢体麻木、半身不遂、口眼歪斜,痰火互结之瘰疬、瘿瘤,痰凝肌肉,流注骨节之痰核、阴疽、流注等均可选用本类药物。

第一节　温化寒痰药

味多辛、苦,性多温燥,主归肺、脾、肝经。具有温肺祛寒、燥湿化痰的作用。主治寒痰、湿痰证,症见咳嗽气喘、痰多色白或清稀,舌苔白腻,以及寒痰、湿痰所致的眩晕、肢体麻木、阴疽流注、疮痈肿毒等。

半　夏

【主要药性】辛,温;有毒。归脾、胃、肺经。

【功效应用】

1. 燥湿化痰　可用于多种痰证,尤以治寒痰、湿痰证最宜。

2. **降逆止呕** 为止呕要药,以痰饮或胃寒呕吐尤佳。

3. **消痞散结** 用于胸脘痞闷,梅核气。

4. **消肿止痛** 用于瘿瘤痰核,痈疽肿毒或毒蛇咬伤。

【用法用量】煎服,3～10 g,内服一般宜制过用。外用适量。

【使用注意】本品辛温燥烈,故阴虚燥咳,血证,热痰,燥痰应慎用。不宜与川乌、草乌、附子同用。生品内服宜慎重。

天南星

【主要药性】苦、辛,温;有毒。归肺、肝、脾经。

【功效应用】

1. **燥湿化痰** 功似半夏,燥烈之性更甚,亦用于湿痰、寒痰证,尤善治顽痰咳嗽。

2. **祛风止痉** 长于祛经络之风痰而止痉,用于风痰眩晕、中风、癫痫、破伤风等。

3. **外用散结止痛** 用于痈疽肿痛,瘰疬痰核及毒蛇咬伤。

【用法用量】煎服,3～9 g,多制用。外用适量。

【使用注意】孕妇慎用;生品内服宜慎重。

白附子

【主要药性】辛、甘,温;有毒。归胃、肝经。

【功效应用】

1. **祛风痰,定惊搐** 长于祛头面之风痰而止痛,用于中风痰壅、口眼㖞斜、痰厥头痛、偏正头痛等。

2. 外用解毒散结 用于瘰疬痰核,毒蛇咬伤。

【用法用量】煎服,3～6 g;宜制用。外用适量。

【使用注意】孕妇慎用;生品内服宜慎。

白芥子

【主要药性】辛,温。归肺、胃经。

【功效应用】

1. 温肺豁痰利气 用于寒痰咳喘,悬饮胁痛。

2. 散结通络止痛 用于阴疽流注,肢体麻木,关节肿痛。

【用法用量】煎服,3～9 g。外用适量。

【使用注意】外用对皮肤有发泡作用,故皮肤过敏及破溃者慎用。

旋覆花

【性味】苦、辛、咸,微温。归肺、脾、胃、大肠经。

【功效应用】

1. 降气,消痰,行水 用于痰涎壅肺之咳喘痰多,痰饮蓄结之胸膈痞满。

2. 止呕 用于痰浊中阻,胃气上逆之噫气,呕吐。

【用法用量】煎服,3～9 g,包煎。

白 前

【主要药性】辛、苦,微温。归肺经。

【功效应用】**降气,祛痰,止咳** 性质平和,微温不燥,凡外感内伤,属寒属热,新嗽久咳皆可应用,尤以痰湿或寒痰阻肺之咳嗽最为适宜。

【用法用量】煎服,3~10 g。

第二节 清化热痰药

味多苦甘,性多寒凉,以清热润燥化痰为主要作用。适用于热痰、燥痰证,症见咳嗽气喘,痰黄质稠,或痰少胶黏难咯,唇舌干燥等。部分药物兼有咸味,能软坚散结,用于痰火郁结之瘿瘤、瘰疬等。

川贝母

【主要药性】苦、甘,微寒。归肺、心经。

【功效应用】

1. *清热化痰,润肺止咳*　可用于痰热或燥热咳嗽,尤为治燥痰证之要药。

2. *散结消肿*　用于瘰疬,乳痈,肺痈。

【用法用量】煎服,3~10 g;研粉冲服,每次 1~2 g。

【使用注意】不宜与川乌、制川乌、草乌、制草乌、附子同用。

浙贝母

【主要药性】苦,寒。归肺、心经。

【功效应用】

1. *清热化痰止咳*　用于外感风热及痰热郁肺之咳嗽。

2. *解毒散结消痈*　用于瘰疬,乳痈,肺痈。

【用法用量】煎服,3～10 g。

【使用注意】同川贝母。

瓜　蒌

【主要药性】甘、微苦,寒。归肺、胃、大肠经。

【功效应用】

1. **清热涤痰**　用于痰热咳嗽。

2. **宽胸散结**　既能通胸膈之痹塞,用于胸痹,结胸;又能散结消痈,用于肺痈,肠痈,乳痈。

3. **润燥滑肠**　用于肠燥便秘。

【用法用量】煎服,9～15 g。

【使用注意】脾虚便溏及寒痰、湿痰证忌用。不宜与川乌、制川乌、草乌、制草乌、附子同用。

竹　茹

【主要药性】甘,微寒。归肺、胃、心、胆经。

【功效应用】

1. **清热化痰,止咳,除烦**　用于痰热咳嗽,痰火内扰之心烦不寐。

2. **止呕**　长于清胃热而止呕,用于胃热呕吐,以及怀胎蕴热,恶阻呕逆。

【用法用量】煎服,6～10 g。化痰宜生用,止呕宜姜汁炙用。

前　胡

【主要药性】苦、辛,微寒。归肺经。

【功效应用】降气化痰，疏风清热　用于痰热或风热咳嗽。

【用法用量】煎服，6～10 g。

桔　梗

【主要药性】苦、辛，平。归肺经。

【功效应用】

1. **宣肺，祛痰**　凡咳嗽痰多，胸闷不舒，无论外感内伤，属寒属热皆可运用。

2. **利咽**　擅宣肺以利咽，无论外感、热毒、阴虚所致咽痛、失音均可用之。

3. **排脓**　用于肺痈吐脓。

【用法用量】煎服，3～10 g。

▌本章点睛

要点提示

1. 掌握化痰药的含义、性能特点、主治病证。

2. 掌握半夏、川贝母、浙贝母、瓜蒌、桔梗的主要药性、功效应用、特殊用法用量及使用注意。

3. 掌握半夏与陈皮、半夏与天南星、川贝母与浙贝母的功效应用异同点。

4. 熟悉化痰药的分类及其特点。

5. 熟悉天南星、白附子、白芥子、旋覆花、白前、竹茹、前胡的功效应用、特殊用法用量及使用注意。

6. 了解化痰药的使用注意。

问题解答

1. 简述化痰药的分类及各类药的药性、功效和适应证。

答：化痰药一般分为温化寒痰药和清化热痰药二类。其中，温化寒痰药味多辛、苦，性多温燥，主归肺、脾、肝经。具有温肺祛寒、燥湿化痰的作用。主治寒痰、湿痰证，及其所致的眩晕、肢体麻木、阴疽流注、疮痈肿毒等。清化热痰药味多苦、甘，性多寒凉，以清热润燥化痰为主要作用。主治热痰、燥痰证；部分药物兼有咸味，能软坚散结，用于痰火郁结之瘿瘤、瘰疬等。

2. 化痰药为何常与健脾燥湿药、行气药同用？

答：因"脾为生痰之源"，脾虚则津液不归正化而聚湿生痰，故常配健脾燥湿药同用，以标本兼顾。又因痰易阻滞气机，"气滞则痰凝，气行则痰消"，故常配行气药同用，以加强化痰之功。

3. 陈皮与半夏在功效应用方面有何异同点？

答：二者均能燥湿化痰，降逆止呕，用于湿痰、寒痰证及多种呕吐。然陈皮长于理气、燥湿，多用于脾胃气滞及湿阻中焦证。半夏化痰、止呕力强，并消痞散结，用于胸脘痞满、梅核气、瘰疬痰核、痈疽肿毒等。

4. 川贝母与浙贝母在功效应用方面有何异同点？

答：二者均能清热化痰止咳，解毒散结消肿，用于痰热咳嗽、瘰疬、痈肿等。然川贝母甘寒,长于润肺化痰,多用于肺虚久嗽、肺热燥咳;浙贝母苦寒,清热化痰力甚,以治外感风热、痰火郁结之咳嗽为宜。清热散结之力以浙贝母为优。

5. 白前与前胡在功效应用方面有何异同点?

答:二者均能降气化痰止咳,用于咳嗽痰多,无论属寒属热,外感内伤,新久咳嗽皆宜,且常相须为用。然白前性偏温,专于降气,以痰湿或寒痰阻肺,肺气失降之咳嗽为宜。前胡性偏寒,能宣能降,以治痰热或风热咳嗽为优。

第十四章　止咳平喘药

【含义】凡以制止或减轻咳嗽和喘息为主要功效，常用以治疗咳喘病证的药物，称止咳平喘药。

【药性特点】味多苦辛，其性或温或寒。主入肺经。能降泄肺气，有止咳平喘之功。

【主治】外感、内伤所致的各种咳嗽和喘息。

【使用注意】部分药物有毒，用之宜慎重。少数种子类药物，有滑肠之弊，脾虚便溏者慎用。

苦杏仁

【主要药性】苦，微温；有小毒。归肺、大肠经。

【功效应用】

1. *止咳平喘*　功专降气，兼能宣肺，为止咳平喘之要药。无论新久、寒热、虚实，有无外感之咳喘，皆可运用。

2. *润肠通便*　用于肠燥便秘。

【用法用量】煎服，5～10 g，宜打碎入煎。

【使用注意】本品有小毒，用量不宜过大；婴儿慎用。

紫苏子

【主要药性】辛，温。归肺、大肠经。

【功效应用】

1. *降气化痰，止咳平喘*　用于痰壅咳喘气逆。

2. *润肠通便*　用于肠燥便秘。

【用法用量】煎服,3~10 g。

【使用注意】脾虚便溏者慎用。

百　部

【主要药性】甘、苦,微温。归肺经。

【功效应用】

1. 润肺下气止咳　无论外感内伤、新久咳嗽皆宜,尤以治肺痨咳嗽,小儿顿咳为佳。

2. 杀虫灭虱　用于头虱,体虱,蛲虫病,阴痒。

【用法用量】煎服,3~10 g。外用适量。久咳虚嗽宜蜜炙用,杀虫灭虱宜生用。

紫　菀

【主要药性】辛、苦,温。归肺经。

【功效应用】*润肺下气,消痰止咳*　无论新久、虚实、寒热之咳嗽皆宜。尤宜于咳嗽痰多,咯痰不爽者。

【用法用量】煎服,5~10 g。外感暴咳生用,肺虚久咳蜜炙用。

款冬花

【主要药性】辛、微苦,温。归肺经。

【功效应用】*润肺下气,止咳化痰*　功似紫菀,常相须为用,广泛用于各种咳嗽。然紫菀偏于化痰,款冬花偏于止咳。

【用法用量】煎服,5~10 g;或入丸散。外感暴咳宜生用,内伤久咳宜炙用。

马兜铃

【主要药性】苦、微辛,寒;有毒。归肺、大肠经。

【功效应用】

1. 清肺化痰,止咳平喘 用于肺热咳嗽,肺虚有热咳喘或痰中带血。

2. 清肠消痔 用于痔疮肿痛出血。

【用法用量】煎服,3~10 g。外用适量,煎汤熏洗。

【使用注意】儿童及老人慎用,孕妇、婴幼儿及肾功能不全者禁用。

枇杷叶

【主要药性】苦,微寒。归肺、胃经。

【功效应用】

1. 清肺止咳 既清肺热,又降肺气,用于肺热咳嗽。

2. 降逆止呕 用于胃热呕吐。

【用法用量】煎服,5~10 g。止咳宜蜜炙用,止呕宜生用。

桑白皮

【主要药性】甘,寒。归肺经。

【功效应用】

1. 泻肺平喘 用于肺热壅盛之咳喘。

2. 利水消肿 用于水肿,小便不利。

【用法用量】煎服,6~12 g。

葶苈子

【主要药性】辛、苦，大寒。归肺、膀胱经。

【功效应用】

1. *泻肺平喘* 用于痰涎壅盛，喘息不得平卧。

2. *利水消肿* 用于水肿，悬饮，胸腹积水。

【用法用量】煎服，3～9 g，包煎。

白 果

【主要药性】甘、苦、涩，平；有毒。归肺经。

【功效应用】

1. *敛肺定喘，兼降气化痰* 用于喘咳痰多。

2. *止带缩尿* 用于带下白浊，尿频遗尿。

【用法用量】煎服，5～10 g。

【使用注意】本品有毒，忌生食。不可过量，小儿尤当注意。

本章点睛

要点提示

1. 掌握止咳平喘药的含义、性能特点、主治病证。

2. 掌握苦杏仁、紫苏子、百部、桑白皮、葶苈子的主要药性、功效应用、特殊用法用量及使用注意。

3. 掌握桑白皮与葶苈子、紫菀与款冬花的功效应用异同点。

4. 熟悉紫菀、款冬花、枇杷叶、白果的功效应用、特殊用法用量及使用注意。

5. 了解马兜铃的使用注意。

问题解答

1. 何谓止咳平喘药？简述其主要药性特点及主治病证。

答： 凡以制止或减轻咳嗽和喘息为主要功效，常用以治疗咳喘病证的药物，称止咳平喘药。味多苦辛，其性或温或寒。主入肺经。大多善降泄肺气，趋向沉降。主治外感、内伤所致的各种咳嗽和喘息。

2. 苦杏仁与紫苏子在功效应用方面有何异同点？

答： 二者均能降肺气，止咳平喘，润肠通便，治疗咳嗽气喘，肠燥便秘。然苦杏仁兼能宣发肺气，凡咳嗽喘满，无论新久、寒热，总由肺气壅闭不宣或气逆不降所致者，皆可随证配伍使用。紫苏子兼能祛痰，以治痰涎壅盛之喘咳为宜。

3. 桑白皮与葶苈子在功效应用方面有何异同点？

答： 二者均能泻肺平喘，利水消肿，用于肺气壅盛之喘咳实证及水肿、小便不利。桑白皮药性较缓，长于泻肺热，多用于肺热咳喘及皮肤水肿。葶苈子力峻，重在泻肺中痰饮，多用于痰涎壅盛，喘息不得平卧，以及胸腹积水。

第十五章　安神药

【含义】凡以安定神志为主要功效,常用以治疗心神不宁证的药物,称为安神药。

【性能特点】多为甘平,主入心经。能安定神志,使各种原因所致心不藏神,神不守舍的状态得以缓解或恢复。

【主治病证】心神不宁证,症见烦躁不安、心悸怔忡、失眠多梦等。

【使用注意】矿石、介类安神药多属治标之品,只宜暂用,不可久服,应中病即止;若入煎剂,当打碎先煎或久煎。

朱　砂

【主要药性】甘,微寒;有毒。归心经。

【功效应用】

1. 镇惊安神　用于各种原因所致的心神不宁证,尤宜于心火亢盛之心悸怔忡、烦躁不眠等。

2. 清热解毒　用于疮痈肿毒,口疮喉痹,牙龈肿痛,内服外用皆宜。

3. 其他　本品常用作丸剂的外衣,具有防腐作用。

【用法用量】内服,宜入丸、散服,每次 0.1～0.5 g。外用适量。

【使用注意】不可过量或持续服用。孕妇及肝功能异常者禁服。入药只宜生用,忌火煅。

磁 石

【主要药性】咸,寒。归肝、心、肾经。

【功效应用】

1. **镇惊安神** 用于肾虚肝旺之惊悸失眠。

2. **平肝潜阳** 用于阴虚阳亢之头晕目眩,头胀头痛。

3. **聪耳明目** 用于肾虚耳鸣耳聋,视物昏花。

4. **纳气平喘** 用于肾不纳气之虚喘。

【用法用量】煎服,10~30 g,宜打碎先煎。入丸散,每次 1~3 g。

龙 骨

【主要药性】甘、涩,平。归心、肝、肾经。

【功效应用】

1. **镇惊安神** 用于心神不宁之心悸失眠,健忘多梦,惊痫癫狂。

2. **平肝潜阳** 用于肝阳上亢之头晕目眩,耳鸣耳胀。

3. **收敛固涩** 用于遗精、滑精,尿频、遗尿,崩漏、带下等滑脱证。

4. **其他** 煅后外用,有收湿、敛疮、生肌之效,用于湿疮痒疹,溃疡不敛。

【用法用量】煎服,15~30 g,宜打碎先煎。外用适量。镇惊安神,平肝潜阳多生用;收敛固涩宜煅用。

酸枣仁

【主要药性】甘、酸,平。归肝、胆、心经。

【功效应用】

1. **养心补肝，宁心安神**　用于心肝阴血亏虚，心失所养之虚烦不眠、惊悸多梦等。

2. **敛汗，生津**　用于体虚汗出，津伤口渴。

【用法用量】煎服，10～15 g。

柏子仁

【主要药性】甘，平。归心、肾、大肠经。

【功效应用】

1. **养心安神**　用于心阴血不足，心神失养之心悸怔忡、虚烦不眠、头晕健忘等。

2. **润肠通便**　用于老年、体虚、产后等阴血亏虚所致肠燥便秘。

3. **止汗**　用于阴虚盗汗。

【用法用量】煎服，3～10 g。

夜交藤

【主要药性】甘，平。归心、肝经。

【功效应用】

1. **养血安神**　用于阴虚血少之心神不宁，失眠多梦。

2. **祛风通络**　用于血虚经脉失养之肢体疼痛，肌肤麻木不仁，以及风湿痹痛，关节屈伸不利。

【用法用量】煎服，9～15 g。外用适量，煎水洗患处。

远　志

【主要药性】苦、辛，温。归心、肾、肺经。

【功效应用】

1. **安神益智，交通心肾** 用于心肾不交之心神不宁、失眠多梦、健忘惊悸等。

2. **祛痰** 用于咳嗽痰多，咯痰不爽。

3. **消肿** 用于疮痈肿毒，乳房肿痛。

【用法用量】煎服，3～10 g。外用适量。

【使用注意】本品对胃有刺激性，故消化道溃疡或胃炎者慎用。

合欢皮

【主要药性】甘，平。归心、肝、肺经。

【功效应用】

1. **解郁安神** 用于情志不遂、忿怒忧郁所致心神不宁，烦躁失眠。

2. **活血消肿** 用于跌打损伤，瘀肿疼痛，以及肺痈，疮痈肿毒。

【用法用量】煎服，6～12 g。外用适量。

本章点睛

要点提示

1. 掌握安神药的含义、性能特点、主治病证。

2. 掌握朱砂、磁石、龙骨、酸枣仁的主要药性、功效应用、特殊用法用量及使用注意。

3. 掌握朱砂与磁石、酸枣仁与柏子仁的功效应用异同点。

4. 熟悉柏子仁、远志的功效应用、特殊用法用量及使用注意。

5. 了解安神药的使用注意及夜交藤、合欢皮的功效应用。

问题解答

1. 何谓安神药？简述其性能特点及主治病证。

答： 凡以安定神志为主要功效，治疗心神不宁证的药物，称为安神药。多甘平之品，主入心经，能安定神志，使各种原因所致心不藏神，神不守舍的状态得以缓解或恢复。用于心神不宁证，症见烦躁不安、心悸怔忡、失眠多梦等。

2. 朱砂与磁石在功效应用方面有何异同点？

答： 朱砂与磁石均能镇惊安神，用治心神不宁证。然朱砂长于清心火，以治心火亢盛之心神不安为佳。还能清热解毒，用治疮痈肿毒、口疮喉痹、牙龈肿痛等。磁石潜降肝阳，兼能补肾益精，以治肾虚肝旺之心神不宁及阴虚阳亢之头晕目眩为宜；又善聪耳明目、纳气平喘，治肾虚耳鸣、耳聋，视物昏花，肾不纳气虚喘。

3. 酸枣仁与柏子仁在功效应用方面有何异同点？

答： 二者均能养心安神，用于阴血亏虚之心神不宁，常相须为用；均能止汗，用于体虚汗出。然柏子仁主入心经，以治阴血亏虚，心失所养之心神不宁为宜；又质润多脂，长于润肠燥而通便,用于肠燥便秘。酸枣仁主入心、肝经,以治心肝阴血亏虚之心神不宁为佳;兼能生津,用于津伤口渴。

第十六章 平抑肝阳药

【含义】凡以平抑肝阳或潜降肝阳为主要功效,常用以治疗肝阳上亢证的药物,称为平抑肝阳药,又称平降肝阳药、平肝潜阳药。

【性能特点】多为沉降之品,主入肝经。减轻或消除肝阳升发太过所致诸症。因其以介类药物居多,故有"介类潜阳"之说。

【主治病证】肝阳上亢证,症见眩晕耳鸣、头目胀痛、面赤、烦躁、腰膝酸软等。

【使用注意】介类或矿石类,用量可稍大,宜打碎先煎。

石决明

【主要药性】咸,寒。归肝经。

【功效应用】

1. *平肝潜阳,兼滋养肝阴* 用于阴虚阳亢之头痛眩晕。

2. *清肝明目* 为治目疾之要药。用于目赤翳障,视物昏花。

【用法用量】煎服,6~20 g,应打碎先煎。平肝、清肝宜生用,外用点眼宜煅用,水飞。

【使用注意】脾胃虚寒、食少便溏者慎用。

牡　蛎

【主要药性】咸，微寒。归肝、胆、肾经。

【功效应用】

1. **潜阳补阴**　用于阴虚阳亢之头晕目眩、耳鸣耳胀、烦躁易怒等。

2. **重镇安神**　用于心神不安，惊悸怔忡，失眠多梦。

3. **软坚散结**　用于瘰疬瘿瘤，癥瘕痞块。

4. **收敛固涩**　用于自汗、盗汗，遗精、滑泄，尿频、遗尿，崩漏，带下等多种滑脱证。

5. **制酸止痛**　煅用，用于胃痛泛酸。

【用法用量】煎服，9～30 g，先煎。外用适量。收敛固涩、制酸止痛宜煅用，其他宜生用。

代赭石

【主要药性】苦，寒。归肝、心、肺、胃经。

【功效应用】

1. **平肝潜阳**　用于肝阳上亢之头痛眩晕、目胀耳鸣、烦躁易怒等。

2. **重镇降逆**　用于胃气上逆之呕吐、呃逆、噫气，肺气上逆之咳嗽气喘。

3. **凉血止血**　用于气火上逆，迫血妄行所致的吐血，衄血。

【用法用量】煎服，10～30 g，宜打碎先煎。降逆、平肝宜生用，止血宜煅用。

【使用注意】脾胃虚寒、食少便溏者慎用。孕妇慎用。

蒺　藜

【主要药性】辛、苦,微温;有小毒。归肝经。

【功效应用】

1. **平肝解郁**　用于肝阳上亢之眩晕头痛,以及肝气郁滞之胸胁胀痛、乳房作痛等。

2. **活血祛风,止痒**　用于风疹瘙痒,白癜风。

3. **明目**　用于风热上攻之目赤肿痛、翳膜遮睛、羞明多眵等。

【用法用量】煎服,6～10 g。外用适量。

【使用注意】孕妇慎用。

罗布麻叶

【主要药性】甘、苦,凉。归肝经。

【功效应用】

1. **平肝安神**　用于肝阳上亢之头晕头胀、心悸失眠等。

2. **清热利水**　用于水肿,小便不利。

【用法用量】煎服或开水泡服,6～12 g。

本章点睛

要点提示

1. 掌握平抑肝阳药的含义、性能特点、主治病证。

2. 掌握石决明、牡蛎的主要药性、功效应用、特殊用法用量及使用注意。

3. 掌握石决明与决明子、牡蛎与龙骨、磁石与代赭石的功效应用异同点。

4. 熟悉代赭石的功效应用、特殊用法用量及使用注意。

5. 了解平抑肝阳药的使用注意及蒺藜、罗布麻叶的功效应用。

问题解答

1. 何谓平抑肝阳药? 简述其性能特点及主治病证。

答: 凡以平抑肝阳为主要功效,常用以治疗肝阳上亢证的药物,称为平抑肝阳药。多为沉降之品,主入肝经。能平抑肝阳,减轻或消除肝阳升发太过所致诸症。主要用于肝阳上亢证,症见眩晕耳鸣、头目胀痛、面赤、烦躁、腰膝酸软等。

2. 石决明与决明子在功效应用方面有何异同点?

答: 二者均能清肝明目,兼能养阴,为治目疾之要药。大凡目疾,无论实证、虚证皆宜,以治目热目疾为优。然石决明质重沉降,善平肝潜阳,为治肝阳眩晕之要药。决明子质润滑利,能润大肠之燥结,适用肠燥津亏之便秘。

3. 牡蛎与龙骨在功效应用方面有何异同点?

答: 二者均能重镇安神、平肝潜阳、收敛固涩,用于心神不安之惊悸失眠,阴虚阳亢之头晕目眩,以及各种滑脱证。然牡蛎平肝潜阳力强,又能软坚散结,制酸止痛,用于瘰疬瘿瘤,癥瘕痞块,以及胃痛泛酸;龙骨长于镇惊安神,外用能敛疮,用于诸疮久不收口者。

4. 磁石与代赭石在功效应用方面有何异同点?

答: 二者均能平肝潜阳,用于肝阳上亢之头痛眩晕。然代赭石长于降肺胃之逆气,多用于肺胃气逆之喘息、呕逆、噫气等;入血分,能清降气火,凉血止血,宜用于气火上逆,迫血妄行诸出血。磁石偏入心肾经,兼能补肾益精,长于镇惊安神、纳气平喘、聪耳明目,适用于惊悸失眠,肾虚气喘、耳鸣耳聋等。

第十七章　息风止痉药

【含义】凡以息风止痉为主要功效,治疗肝风内动证的药物,称息风止痉药。

【性能特点】性偏寒凉,主入肝经。能平息肝风,使肝风内动所致的痉挛抽搐得以有效控制。因其以虫类动物居多,故有"虫类搜风"之说。

【主治病证】风阳、火热、阴血亏虚所致,以肢体抽搐、眩晕、震颤等为主的肝风内动证。

【使用注意】脾虚慢惊者,不宜用寒凉之品;阴虚血亏者,当忌温燥之品。

羚羊角

【主要药性】咸,寒。归肝、心经。

【功效应用】

1. 平肝息风　为凉肝镇肝要药。用于热盛风动之惊痫抽搐,肝阳上亢之头晕头胀。

2. 清肝明目　用于肝经火盛上攻头目之目赤肿痛、羞明流泪等。

3. 清热解毒　用于温热病壮热神昏,温毒发斑,以及热毒疮肿。

【用法用量】煎服,1～3 g,宜另煎 2 小时以上;磨汁或研粉服,每次 0.3～0.6 g。

【使用注意】脾虚慢惊者忌用。

牛 黄

【主要药性】甘,凉。归心、肝经。

【功效应用】

1. *凉肝息风* 用于热极生风之惊痫抽搐、癫痫发狂、小儿惊风等。

2. *清心豁痰,开窍醒神* 用于痰火内盛所致烦躁不安,神志昏迷;温热病热邪内陷心包,或痰热蒙闭心窍之高热烦躁,神昏谵语;小儿惊厥属痰热内闭者。

3. *清热解毒* 用于口舌生疮、咽喉肿痛、痈疽疔毒等。

【用法用量】入丸、散剂,每次 0.15～0.35 g。外用适量,研末敷患处。

【使用注意】非实热证不宜用。孕妇慎用。

钩 藤

【主要药性】甘,凉。归肝、心包经。

【功效应用】

1. *息风定惊* 用于肝经热盛、热极生风之高热惊厥,四肢抽搐。

2. *清热平肝* 用于肝阳上亢或肝火上炎所致的头痛,头胀,眩晕。

【用法用量】煎服,3～12 g,宜后下。

天 麻

【主要药性】甘,平。归肝经。

【功效应用】

1. **息风止痉** 用于肝风内动所致的惊痫抽搐。

2. **平抑肝阳** 用于多种原因所致眩晕,头痛,耳鸣,尤以治肝阳上亢、风痰上扰所致者最宜。

3. **祛风通络** 用于风湿痹痛、肢体麻木、手足不遂等。

【用法用量】煎服,3~10 g。研末冲服,每次 1~1.5 g。

地 龙

【主要药性】咸,寒。归肝、脾、膀胱经。

【功效应用】

1. **清热定惊** 用于肝经热极风动之惊痫抽搐。

2. **通络** 用于中风偏瘫,风湿热痹。

3. **平喘** 用于肺热喘咳。

4. **利尿** 用于热结膀胱之水肿,小便不利或尿闭。

【用法用量】煎服,5~10 g。研末吞服,每次 1~2 g。外用适量。

【使用注意】脾胃虚寒者慎用。

全 蝎

【主要药性】辛,平;有毒。归肝经。

【功效应用】

1. **息风镇痉** 用于肝风内动,痉挛抽搐,小儿惊风,中风口㖞,半身不遂,破伤风。

2. **通络止痛** 用于风湿顽痹,偏正头痛。

3. **攻毒散结** 用于疮疡肿毒、瘰疬痰核等。

【用法用量】煎服，3～6 g。研末吞服，每次 0.6～1 g。外用适量。

【使用注意】本品有毒，用量不宜过大。孕妇禁用。

蜈 蚣

【主要药性】辛，温；有毒。归肝经。

【功效应用】**本品性能功用与全蝎相似，均能息风镇痉，通络止痛，攻毒散结** 适用于肝风内动，痉挛抽搐；风湿顽痹，顽固性头痛；疮痈肿毒，瘰疬痰核等，常相须为用。然蜈蚣性温，力峻毒大；全蝎性平，药力及毒性较蜈蚣稍逊。

【用法用量】煎服，3～5 g。研末吞服，每次 0.6～1 g。外用适量。

【使用注意】本品有毒，用量不宜过大。孕妇忌用。

白僵蚕

【主要药性】咸、辛，平。归肝、肺、胃经。

【功效应用】

1. 息风止痉 用于肝风夹痰，惊风抽搐，小儿急惊，破伤风，中风口喎。

2. 祛风止痛 用于风热头痛、目赤咽痛、风疹瘙痒等。

3. 化痰散结 用于痰火郁结之瘰疬痰核、疔肿、痄腮等。

【用法用量】煎服，5～10 g。研末吞服，每次 1～1.5 g。

本章点睛

要点提示

1. 掌握息风止痉药的含义、性能特点、主治病证。

2. 掌握羚羊角、钩藤、天麻、地龙、全蝎的主要药性、功效应用、特殊用法用量及使用注意。

3. 掌握钩藤与天麻，全蝎与蜈蚣的功效应用异同点。

4. 熟悉牛黄、蜈蚣、白僵蚕的功效应用、特殊用法用量及使用注意。

5. 了解息风止痉药的使用注意。

问题解答

1. 何谓息风止痉药？简述其性能特点及主治病证。

答：凡以息风止痉为主要功效，治疗肝风内动证的药物，称息风止痉药。本类药物性偏寒凉，主入肝经。能平息肝风，使肝风内动所致的痉挛抽搐得以有效控制。因其以虫类动物居多，故有"虫类搜风"之说。主治风阳、火热、阴血亏虚所致，以肢体抽搐、眩晕、震颤等为主的肝风内动证。

2. 阐述羚羊角的功效及主治病证。

答：羚羊角的功能可概括为清肝热、平肝阳、息肝风、解热毒。主治肝经阳热亢盛之证。诸如肝火上炎之目赤肿痛，肝阳上亢之眩晕头痛，肝风内动之痉挛抽搐，以及温热病壮热神昏、温毒发斑、热毒疮肿等均可运用。

3. 天麻与钩藤在功效应用方面有何异同点?

答: 二者均能息风止痉、平抑肝阳,适宜于肝风内动、肝阳上亢之证,常相须为用。然天麻性平,对于肝风内动或肝阳上亢,无论寒热虚实皆宜,尤为治眩晕头痛之要药;又能祛外风,通经络,适用于风湿痹痛,肢体麻木,手足不遂等。钩藤性凉,兼能清肝热,尚可用于肝经有热之头胀、头痛。

第十八章　开窍药

【含义】凡以开窍醒神为主要功效,常用以治疗闭证神昏的药物,称为开窍药。因其气味芳香,又称芳香开窍药。

【性能特点】多气味辛香,性善走窜,主入心经。能启闭开窍,使邪气蒙闭心窍之神志昏迷得以复苏,从而达到急救的目的。

【主治病证】各种邪气壅盛,蒙闭心窍所致的神志昏迷(闭证)。

【使用注意】开窍药只用于闭证,忌用于脱证。只宜暂服,不可久用。多入丸、散剂。孕妇慎用或忌用。

麝　香

【主要药性】辛,温。归心、脾经。

【功效应用】

1. **开窍醒神**　为醒神回苏之要药。凡闭证神昏,无论属寒属热均为首选。因其性温,以治寒闭神昏最宜。

2. **活血通经**　用于经闭、癥瘕、胸痹心痛、跌仆伤痛、痹痛麻木等瘀血阻滞的病证。

3. **消肿止痛**　用于痈肿瘰疬,咽喉肿痛。

【用法用量】入丸散,每次 0.03～0.1 g。外用适量。

【使用注意】孕妇禁用。

冰 片

【主要药性】辛、苦，微寒。归心、脾、肺经。

【功效应用】

1. 开窍醒神　用于窍闭神昏，无论寒闭、热闭皆可配伍使用。因其性寒，以治热闭为佳。

2. 清热止痛　用于胸痹心痛、目赤、口疮、咽喉肿痛、耳道流脓等。

【用法用量】入丸、散，每次 0.15～0.3 g。外用适量，研粉点敷患处。

【使用注意】孕妇慎用。

石菖蒲

【主要药性】辛、苦，温。归心、胃经。

【功效应用】

1. 开窍豁痰　用于痰湿蒙蔽心窍之神志昏乱。

2. 化湿开胃　用于湿浊中阻证。

3. 醒神益智　用于健忘头晕，耳鸣耳聋。

【用法用量】煎服，3～10 g。

苏合香

【主要药性】辛，温。归心、脾经。

【功效应用】

1. 开窍醒神，辟秽　长于温通辟秽，用于寒邪痰浊内闭心窍之寒闭神昏。

2. 止痛　用于寒凝气滞、心脉不通之胸痹心痛。

【用法用量】入丸剂和酒剂,0.3~1g。外用适量。

要点提示

1. 掌握开窍药的含义、性能特点、主治病证。

2. 掌握麝香、石菖蒲的主要药性、功效应用、特殊用法用量及使用注意。

3. 掌握麝香与冰片的功效、应用异同点。

4. 熟悉冰片、苏合香的功效应用、特殊用法用量及使用注意。

5. 了解开窍药的使用注意。

问题解答

1. 简述开窍药的含义、性能特点及主治病证。

答: 凡以开窍醒神为主要功效,常用以治疗闭证神昏的药物,称为开窍药。本类药物多气味辛香,性善走窜,主入心经。能启闭开窍,使邪气蒙闭心窍之神志昏迷得以复苏,从而达到急救的目的。主治各种邪气壅盛,蒙闭心窍所致的神志昏迷(闭证)。

2. 应用开窍药应注意什么?

答: 应用开窍药须辨清闭证与脱证,开窍药只用于闭证,脱证忌用开窍药。多为救急、治标之品,易耗伤正气,故只宜暂服,不可久用。多气味辛香,有效成分易于挥发,一般不入煎剂;多入丸、散剂,以备临床之急需。孕妇慎用或忌用。

3. 冰片与麝香在功效应用方面有何异同点?

答: 二者均辛香走窜,可开窍醒神,用治闭证神昏,常相须为用。然麝香为"温开"之剂,开窍力强,为醒神回苏之要药;又能活血通经,消肿止痛,广泛用于各种瘀血证,以及疮疡肿毒、咽喉肿痛等。冰片为"凉开"之剂,开窍之力不及麝香;又能清热止痛,常用于目赤口疮、咽喉肿痛、耳道流脓等五官科疾患。

第十九章　补虚药

【含义】凡以补虚扶弱，纠正人体气血阴阳的不足为主要功效，常用以治疗虚证为主的药物，称为补虚药，又称"补益药""补养药"，简称"补药"。

【性能特点】补虚药多具甘味，能补益虚损，扶助正气，增强抗病能力，消除各种虚弱证候。即所谓"虚则补之"（《内经》）之意。

【分类】分为补气药、补阳药、补血药、补阴药四类。

【主治病证】气虚、阳虚、血虚和阴虚等各种虚证，详见各节概述。

【使用注意】补益药因虚而设，非虚不可言补。若邪实而正不虚者，误用补虚药有"闭门留寇""误补益疾"之弊。多入丸剂、膏剂。若入汤剂，应久煎，使药味尽出。

第一节　补气药

多属甘温或甘平之品，以补脾气、益肺气为主要作用，主要适用于脾、肺气虚之证。脾气虚则见食欲不振，脘腹虚胀，大便溏薄，体倦神疲，面色萎黄或㿠白，消瘦或一身虚浮，甚或脱肛，脏器下垂等。肺气虚则见气少不足以息，动则益甚，咳嗽无力，声音低怯，甚或喘促，体倦神疲，易出虚汗等。

本类药物易于滞气,服后易腹胀,甚则拒服药物,故常配行气药同用,使补而不滞。

人 参

【主要药性】甘、微苦,微温。归脾、肺、心、肾经。

【功效应用】

1. 大补元气,复脉固脱 为拯危救脱要药。用于元气虚脱,脉微欲绝的重危证候。

2. 补脾益肺 用于脾肺气虚证。

3. 生津养血 用于气津两伤,渴或消渴;气血亏虚,久病虚羸。

4. 安神益智 用于气血亏虚之惊悸失眠。

【用法用量】煎服,3～9 g;挽救虚脱可用至 15～30 g,宜文火另煎兑服。研末吞服,每次 2 g,一日 2 次。日服 1～2 次。

【使用注意】本品不宜与藜芦、五灵脂同用。

西洋参

【主要药性】甘、微苦,凉。归心、肺、肾经。

【功效应用】**补气养阴,清热生津** 用于气虚阴亏,虚热烦倦,咳喘痰血,内热消渴,口燥咽干。

【用法用量】另煎兑服,3～6 g。

【使用注意】不宜与藜芦同用。

党 参

【主要药性】甘,平。归脾、肺经。

【功效应用】

1. **补脾益肺**　功似人参而药力和缓,用于脾、肺气虚证,常用作人参的代用品。

2. **养血生津**　用于气血两虚之面色苍白或萎黄,乏力,头晕及气津两伤之气短口渴。

【用法用量】煎服,10～30 g。

【使用注意】不宜与藜芦同用。

黄　芪

【主要药性】甘,微温。归脾、肺经。

【功效应用】

1. **补气升阳**　用于脾肺气虚证,以及脾虚中气下陷之久泻脱肛、内脏下垂等。

2. **固表止汗**　用于卫虚不固,腠理不密之自汗。

3. **利水消肿**　用于气虚不运,水湿停聚之水肿,小便不利。

4. **生津养血**　用于血虚及气血两虚所致的面色萎黄,神倦脉虚,以及气虚津亏之口渴引饮。

5. **行滞通痹**　用于气虚血滞之半身不遂,痹痛麻木。

6. **托毒排脓,敛疮生肌**　用于气血亏虚,疮疡难溃或溃久不敛者。

【用法用量】煎服,10～30 g。补气升阳宜炙用,其余多生用。

白 术

【主要药性】甘、苦,微温。归脾、胃经。

【功效应用】

1. **健脾益气** 为补气健脾之要药。用于脾胃气虚、食少便溏、肢软神疲等。

2. **燥湿利水** 用于脾虚不运,水湿内停之痰饮,水肿。

3. **固表止汗** 用于气虚自汗。

4. **补气安胎** 用于脾虚胎动不安。

【用法用量】煎服,6～12 g。

【使用注意】本品温燥,阴虚有热及燥热伤津者慎用。

山 药

【主要药性】甘,平。归脾、肺、肾经。

【功效应用】**补脾养胃,生津益肺,补肾涩精** 既能补气,又能益阴,主入肺、脾、肾三经。作用平和,补而不滞,为平补三焦之剂,且略兼涩性。凡脾虚泄泻、肺虚咳嗽、肾虚遗滑、消渴多饮等皆可用之。因其性缓力微,对慢性久病或病后虚弱羸瘦者,可作为营养调补品长期服用。

【用法用量】煎服,10～30 g。

甘 草

【主要药性】甘,平。归心、肺、脾、胃经。

【功效应用】

1. **补脾益气** 用于脾气虚弱之食少便溏,倦怠乏力。

2. **益气复脉** 用于心气不足之心动悸,脉结代。

3. 清热解毒　善解诸毒，用于热毒疮疡，咽喉肿痛，药食中毒。

4. 祛痰止咳　用于各种咳嗽，无论外感内伤、寒热虚实、有痰无痰皆宜。

5. 缓急止痛　用于脘腹及四肢挛急作痛。

6. 调和诸药　多用于复方，以调和药性，或矫正异味。

【用法用量】煎服，2～10 g。

【使用注意】本品有助湿壅气之弊，故湿盛胀满、水肿者不宜用；不宜与海藻、京大戟、红大戟、甘遂、芫花同用。大剂量久服可导致水钠潴留，引起浮肿，使用时当注意。

第二节　补阳药

多为甘温之品，能温助一身之阳气，可用于各脏阳气亏虚的证候。因其主入肾经，主要适用于肾阳虚衰所致的腰膝酸冷，畏寒肢冷，下肢尤甚，性欲减退，男子阳痿早泄，滑精精冷，女子宫寒不孕，或久泄不止，完谷不化，五更泄泻，或小便清长，夜尿频多等。

本类药物性多燥烈，易助火伤阴，故阴虚火旺者忌用。

鹿　茸

【主要药性】甘、咸，温。归肾、肝经。

【功效应用】

1. 补肾阳，益精血　峻补阴阳，以补阳为主。用于肾阳虚衰、精血不足之畏寒肢冷、阳痿早泄、宫冷不孕、小便频数等。

2. **强筋骨**　用于肾虚骨弱、腰膝无力或小儿发育不良、骨软行迟、囟门不合等。

3. **调冲任**　用于妇女冲任虚寒,崩漏带下。

4. **托疮毒**　用于疮疡久溃不敛,阴疽内陷不起。

【用法用量】1～2 g,研末冲服。

【使用注意】宜从小量开始,缓缓增加,不宜骤用大量,以免阳升风动,头晕目赤,或伤阴动血。凡阴虚阳亢,血分有热,胃火炽盛,肺有痰热,外感热病者均当忌用。

淫羊藿

【主要药性】辛、甘、温。归肝、肾经。

【功效应用】

1. **补肾阳**　为温肾强阳起痿之要药,用于肾阳虚衰之阳痿遗精、腰酸腿软、精神倦怠等。

2. **祛风湿,强筋骨**　用于风湿痹证,兼肾阳不足,腰膝冷痛者尤宜。

【用法用量】煎服,6～10 g。

【使用注意】阴虚火旺者忌用。

巴戟天

【主要药性】甘、辛、微温。归肾、肝经。

【功效应用】

1. **补肾阳**　用于命门火衰而致神疲不振,阳痿不举或早泄,以及下元虚冷,宫寒不孕。

2. 祛风湿,强筋骨 用于风湿痹痛,兼肾阳不足者。

【用法用量】煎服,3～10 g。

【使用注意】阴虚火旺者忌用。

杜 仲

【主要药性】甘,温。归肝、肾经。

【功效应用】

1. 补肝肾,强筋骨 用于各种原因所致腰痛,尤善治肾虚腰痛。

2. 安胎 用于肝肾不足,冲任不固之妊娠下血、胎动不安等。

【用法用量】煎服,6～10 g。

【使用注意】阴虚火旺者慎用。

续 断

【主要药性】苦、辛,微温。归肝、肾经。

【功效应用】

1. 补肝肾,强筋骨 用于肝肾不足之腰背酸痛、足膝痿软、关节痹痛等。

2. 续折伤 为伤科要药,用于跌仆损伤,筋伤骨折。

3. 止崩漏 用于肝肾不足,冲任不固之胎动不安。

【用法用量】煎服,9～15 g。

肉苁蓉

【主要药性】甘、咸,温。归肾、大肠经。

【功效应用】

1. **补肾阳，益精血**　作用从容和缓，用于肾阳不足，精血亏虚，阳痿不孕，腰膝酸软，筋骨无力。

2. **润肠通便**　用于老人肾虚肠燥、产后血虚、病后津液不足之便秘。

【用法用量】煎服，6～10 g。

【使用注意】阴虚火旺及便溏泄泻者忌服。

补骨脂

【主要药性】辛、苦，温。归肾、脾经。

【功效应用】

1. **温肾助阳**　用于肾虚阳痿、下元虚冷、遗精尿频等。

2. **纳气平喘**　用于肾阳虚衰，肾不纳气之虚喘。

3. **温脾止泻**　用于脾肾阳虚之久泻不止或五更泄泻。

4. **外用消风祛斑**　用于白癜风、斑秃等。

【用法用量】煎服，6～10 g。外用适量。

【使用注意】阴虚火旺及大便秘结者忌服。

益智仁

【主要药性】辛，温。归肾、脾经。

【功效应用】

1. **暖肾固精缩尿**　用于肾虚遗尿，小便频数，遗精白浊。

2. **温脾止泻摄唾**　用于脾寒泄泻，腹中冷痛，口多唾涎。

【用法用量】煎服,3～10 g。

【使用注意】阴虚火旺及大便秘结者忌用。

菟丝子

【主要药性】辛、甘、平。归肝、肾、脾经。

【功效应用】

1. **补益肝肾,固精缩尿**　用于肾虚之遗精滑精,遗尿尿频。

2. **安胎**　用于肝肾不足、胎元不固之胎动不安。

3. **明目**　用于肝肾不足所致目暗、耳鸣、眼睛干涩等。

4. **止泻**　用于脾肾两虚之便溏泄泻。

5. **外用消风祛斑**　用于白癜风,可单用浸酒外涂。

【用法用量】煎服,6～12 g。外用适量。

【使用注意】阴虚火旺、大便燥结、小便短赤者不宜服。

沙苑子

【主要药性】甘,温。归肝、肾经。

【功效应用】

1. **补肾助阳,固精缩尿**　用于肾虚腰痛,阳痿、遗精、遗尿、尿频等。

2. **养肝明目**　用于肝肾不足之目暗不明,视物模糊,以及头晕目眩等。

【用法用量】煎服,9～15 g。

【使用注意】阴虚火旺及小便不利者忌服。

蛤　蚧

【主要药性】咸，平。归肺、肾经。

【功效应用】

1. **补肺益肾，纳气定喘**　用于肺虚咳嗽，肾虚喘逆。

2. **助阳益精**　用于肾阳不足，肾精亏虚所致的阳痿、遗精等。

【用法用量】多入丸散或酒剂，3～6 g。

胡桃肉

【主要药性】甘，温。归肾、肺、大肠经。

【功效应用】

1. **补肾**　温补肾阳，兼固精缩尿，用于肾虚腰痛，阳痿遗精。

2. **温肺**　用于肺肾两虚之虚寒喘嗽久不愈。

3. **润肠**　用于老人、病后及产后肠燥津亏之便秘。

【用法用量】煎服，6～10 g。

【使用注意】阴虚火旺，痰热咳喘及大便稀溏者慎用。

冬虫夏草

【主要药性】甘，平。归肺、肾经。

【功效应用】

1. **补肾**　能补肾益精，助阳起痿。适用于肾阳不足，精血亏虚所致的腰膝酸痛，阳痿、遗精，不孕、不育等。

2. **益肺止血化痰**　用于肺肾两虚之久咳虚喘，以及肺痨咳嗽、咯痰咯血等。

【用法用量】煎服,3～9 g。

第三节　补血药

多为甘温或甘平,质地滋润,主入心肝血分。功能补血,主要适用于面色淡白或萎黄,唇爪甲色淡,头晕目眩,或心悸不寐,健忘神疲,手足发麻,或妇女月经量少,色淡,愆期或闭经等血虚证。

运用补血药时常配伍补气药同用。本类药物多滋腻黏滞碍胃,故脾虚湿阻、气滞食少者慎用。

当　归

【主要药性】甘、辛,温。归肝、心、脾经。

【功效应用】

1. 补血　为补血要药。用于头晕心悸、面色无华等血虚证。

2. 活血调经止痛　为妇科之要药。凡妇女月经不调、经闭痛经等,无论寒热虚实,皆可运用,以血虚、血滞者最宜。

3. 润肠通便　用于肠燥便秘。

【用法用量】煎服,6～12 g。

【使用注意】湿盛中满、大便溏泻者忌用。

熟地黄

【主要药性】甘,微温。归肝、肾经。

【功效应用】

1. **补血**　为治血虚证之要药。用于血虚萎黄，头眩心悸，月经不调或经闭不行等。

2. **滋阴，益精填髓**　用于肝肾阴亏之腰膝酸软、头目眩晕、骨蒸潮热、盗汗遗精、内热消渴及须发早白等。

【用法用量】煎服，10～15 g。

【使用注意】本品味甘滋腻，易助湿碍胃，凡气滞痰多、脘腹胀满、食少便溏者忌服。

白　芍

【主要药性】苦、酸，微寒。归肝、脾经。

【功效应用】

1. **养血调经**　用于血虚萎黄，头眩心悸，月经不调或经闭不行等。

2. **敛阴止汗**　用于气虚自汗，阴虚盗汗及营卫不和、表虚自汗。

3. **柔肝止痛**　用于胁腹、四肢挛急疼痛。

4. **平抑肝阳**　用于肝阳上亢之眩晕、头痛。

【用法用量】煎服，6～15 g。

【使用注意】不宜与藜芦同用。

阿　胶

【主要药性】甘，平。归肺、肝、肾经。

【功效应用】

1. **补血**　用于血虚萎黄，眩晕、心悸等。

2. **滋阴润燥** 用于阴虚燥咳,以及热病伤阴之虚烦不眠等。

3. **止血** 质黏,能凝络止血,用于各种出血,兼有血虚、阴虚者尤宜。

【用法用量】烊化兑服,3～10 g。

【使用注意】脾虚便溏者慎用。

何首乌

【主要药性】苦、甘、涩,微温。归肝、心、肾经。

【功效应用】

1. **补肝肾,益精血,乌须发,强筋骨** 为滋补良药。制用于血虚萎黄,以及肝肾不足,精血亏虚之腰膝酸软、眩晕耳鸣、须发早白等。

2. **解毒,截疟,润肠通便** 生用于久疟,痈疽瘰疬,肠燥便秘。

3. **其他** 制何首乌还能化浊降脂,用于高脂血症。

【用法用量】煎服,6～12 g。

【使用注意】制用补益力强,且兼收敛之性,湿痰壅盛者忌用。生用滑肠,大便溏泄者忌用。

第四节 补阴药

多为甘寒或甘凉、质润多汁之品。能补阴滋液,生津润燥,兼能清热,用于肺、胃、肝、肾诸脏阴液亏少所致各种干燥症状及虚热证。

因多甘寒滋腻,故脾胃虚弱、痰湿内阻、腹满便溏者慎用。

北沙参

【主要药性】甘、微苦,微寒。归肺、胃经。

【功效应用】

1. **养阴清肺**　用于肺热燥咳,劳嗽痰血。

2. **益胃生津**　用于胃阴不足,热病伤津,咽干口渴。

【用法用量】煎服,5～12 g。

【使用注意】不宜与藜芦同用。

百　合

【主要药性】甘,寒。归肺、心经。

【功效应用】

1. **养阴润肺**　用于阴虚久咳,劳嗽咳血。

2. **清心安神**　用于热病余热未清、虚烦惊悸、失眠多梦、精神恍惚等。

【用法用量】煎服,6～12 g。清心宜生用;润肺宜炙用。

麦　冬

【主要药性】甘、微苦,微寒。归肺、胃、心经。

【功效应用】

1. **养阴生津,润肺**　入肺胃经,长于养胃阴,润肺燥,兼能清热。适用于肺燥干咳,阴虚痨咳,喉痹咽痛,津伤口渴,内热消渴,肠燥便秘,肺胃阴液不足而有热邪者。

2. 清心 入心经,能养心阴,清心火,除烦安神,适用于阴虚内热,心烦不眠及热伤心营,神烦少寐等。

【用法用量】煎服,6~12 g。

天 冬

【主要药性】甘、苦,寒。归肺、胃、肾经。

【功效应用】**养阴润燥,清肺生津** 长于养阴润燥生津,兼能清热,统理肺、胃、肾三焦阴津亏虚有热之病。上可治肺燥干咳,顿咳痰黏;中可治热病津伤口渴,内热消渴,以及肠燥便秘;下可治肾阴亏虚之头晕、耳鸣、腰膝酸软阴虚火旺之潮热、盗汗等。

【用法用量】煎服,6~12 g。

【使用注意】脾胃虚寒,食少便溏及外感风寒咳嗽者忌服。

石 斛

【主要药性】甘,微寒。归胃、肾经。

【功效应用】

1. 益胃生津 用于热病津伤、口干烦渴、胃阴不足、食少干呕等。

2. 滋阴清热 长于滋肾阴,退虚热,适用于阴虚内热,虚热不退,或热病伤阴,低热烦渴,舌红少苔等。

3. 其他 尚能养肝明目、强筋健骨,用于肝肾亏虚之目暗不明、肾虚筋骨痿软等。

【用法用量】煎服,6~12 g;鲜品 15~30 g。

玉 竹

【主要药性】甘,微寒。归肺、胃经。

【功效应用】

1. 养阴润燥 入肺经,能清肺金而润燥,用于燥热咳嗽,咽喉干痛。

2. 生津止渴 入胃经,能清胃热而生津,用于热病津伤,烦热口渴,以及内热消渴等。

【用法用量】煎服,6～12 g。

黄 精

【主要药性】甘,平。归脾、肺、肾经。

【功效应用】**补气养阴,健脾,润肺,益肾** 甘平质润,气阴双补,作用平和。为平补肺、脾、肾三焦之品。上可润肺燥,益肺气,用于肺虚燥咳,劳嗽咳血。中可补脾气,养胃阴,用于脾胃气虚,体倦乏力,胃阴不足,口干食少,以及内热消渴。下可补肾精,强腰膝,乌须发,用于肾虚精亏之头晕,腰膝酸软,须发早白。

【用法用量】煎服,10～15 g。

枸杞子

【主要药性】甘,平。归肝、肾经。

【功效应用】**滋补肝肾,益精明目** 为平补肝肾之品。用于肝肾不足,精血亏虚所致的腰膝酸软、眩晕耳鸣、不育不孕、眼目昏花等。

【用法用量】煎服,6～12 g。

旱莲草

【主要药性】甘、酸,寒。归肝、肾经。

【功效应用】

1. 滋补肝肾　用于肝肾阴虚之须发早白、眩晕耳鸣、腰膝酸软等。

2. 凉血止血　用于阴虚血热吐血,衄血,尿血,血痢,崩漏下血,以及外伤出血。

【用法用量】煎服,6～12 g。外用适量。

女贞子

【主要药性】甘、苦,凉。归肝、肾经。

【功效应用】**滋补肝肾、明目乌发**　用于肝肾阴虚之须发早白、目暗不明、头晕失眠等。

【用法用量】煎服,6～12 g。

龟　甲

【主要药性】咸、甘,微寒。归肝、肾、心经。

【功效应用】

1. 滋阴潜阳　本品"大有补水制火之功"(《本草通玄》),能退骨蒸,潜虚阳,息内风。适用于阴虚内热之骨蒸盗汗、阴虚阳亢之头晕目眩、虚风内动之手足蠕动等。

2. 益肾强骨　用于肾虚筋骨痿软、小儿囟门不合等。

3. 养血补心　用于阴血亏虚,心神失养所致的惊悸、失眠、健忘等。

4. 固经止崩　用于阴虚血热,冲脉不固之崩漏经多。

【用法用量】煎服,10~25 g,先煎。

鳖　甲

【主要药性】咸,微寒。归肝、肾经。

【功效应用】

1. **滋阴潜阳,退热除蒸**　功用与龟甲相似,也可用于阴虚内热,阴虚阳亢,以及虚风内动诸证。尤以退虚热见长,为治阴虚发热,骨蒸劳热之要药。

2. **软坚散结**　用于血瘀经闭,癥瘕积聚,久疟疟母。

【用法用量】煎服,10~25 g,先煎。

--- **本章点睛** ---

要点提示

1. 掌握补虚药的含义、性能特点、主治病证及其分类。

2. 掌握人参、党参、黄芪、白术、甘草、鹿茸、淫羊藿、杜仲、续断、菟丝子、当归、熟地黄、白芍、阿胶、何首乌、北沙参、麦冬、龟甲、鳖甲等药物的主要药性、基本功效、临床应用、特殊用法用量及其使用注意。

3. 掌握人参与党参、黄芪与白术、白术与苍术、杜仲与续断、当归与熟地黄、熟地黄与生地黄、白芍与赤芍、龟甲与鳖甲等相似药物的功效应用异同点。

4. 熟悉西洋参、山药、巴戟天、肉苁蓉、补骨脂、沙苑子、百合、天冬、枸杞子等药物的主要药性、基本功效、临床应用、特殊用法用量及其使用注意。

5.了解补虚药的应用原则、使用注意，以及益智仁、蛤蚧、胡桃肉、冬虫夏草、石斛、玉竹、黄精、旱莲草、女贞子等药物的功效应用。

问题解答

1. 简述补虚药的含义、性能特点及主治病证。

答：凡以补虚扶弱，纠正人体气血阴阳的不足为主要功效，常用以治疗虚证为主的药物，称为补虚药，又称"补益药""补养药"，简称"补药"。补虚药多具甘味，能补益虚损，扶助正气，增强抗病能力，消除各种虚弱证候。适用于气、血、阴、阳等各种虚证。

2. 人参与党参在功效应用方面有何异同点？

答：二者均能补脾益肺，养血生津，用于脾肺气虚，气津两伤，或气血亏虚诸证。然人参性微温，补气力强，能大补元气，复脉固脱，为治元气虚脱之要药；兼能安神增智，用治心脾两虚，气血不足，或阴虚血少之心神不宁。党参性平，补气力缓，治疗气虚轻症，可作为人参的代用品使用。

3. 人参与黄芪在功效应用方面有何异同点？

答：二者均甘、微温，归脾、肺经。能补脾肺之气，生津养血，适用于脾肺气虚，以及津亏、血虚诸证。然补气力强，能大补元气，复脉固脱，为治元气虚脱之要药；兼能安神增智，用于气血不足，或阴虚血少之心神不宁。黄芪兼能升阳,可用于脾虚中气下陷诸病证;又能固表止汗,利水消肿,行滞通痹,托毒排脓,敛疮生肌,适用于气虚水肿,气津不足之消渴,气虚血滞之半身不遂,痹痛麻木,以及气血亏虚,疮疡难溃或溃久不敛者。

4. 白术和苍术在功效应用方面有何异同点?

答: 二者均为苦温之品,能燥湿健脾,用于脾虚湿聚,水湿内停的痰饮、水肿等。然白术以补气健脾见长,主治脾气虚证;又能止汗、安胎、利水,可用于气虚自汗,脾虚胎动不安,以及水肿尿少。苍术以燥湿健脾为优,主治湿阻中焦证。又善祛风湿、散寒解表,兼能明目,适用于风寒湿痹,风寒夹湿表证,以及夜盲症。

5. 补骨脂与益智仁在功效应用方面有何异同点?

答: 二者性温兼涩,归肾、脾经。功能补肾助阳,固精缩尿,温脾止泻,适用于肾气不固之遗精滑精,遗尿尿频,以及脾肾阳虚之泄泻不止等。然补骨脂长于温肾,又能纳气平喘,治疗肾不纳气之虚喘;外用能消风祛斑,可用于白癜风、斑秃。益智仁偏于温脾,长于摄涎唾,适用于中气虚寒、食少、多涎唾者。

6. 生地黄与熟地黄在功效应用方面有何异同点?

答: 二者均能养阴生津,用治阴虚津亏诸证。然生地黄性寒,长于清热,对于阴津亏损,虚而有热者为宜;又善凉血,既能清营、血分之热邪,又能止血热妄行之出血,适用于温热病热入营血及血热诸出血。熟地黄性温,偏于温补,能益精填髓,适用于肝肾不足,精血亏虚诸证;尤以补血见长,可用治血虚诸证。

7. 当归与熟地黄在功效应用方面有何异同点?

答:二者均能补血,为养血补虚之要药,用于血虚诸证,常相须为用。然当归又能活血,凡血虚、血瘀、血虚兼瘀之证皆宜。尤善调经止痛,为治妇科月经不调,经闭痛经之要药。兼能润肠通便,可用于肠燥便秘。熟地黄又能滋阴,凡血虚、阴亏之证皆宜。尤善益精填髓,善治肝肾阴亏,虚损百病。

8. 赤芍与白芍在功效应用方面有何异同点?

答:二者均能止痛,用于多种痛证。然白芍长于养血柔肝,缓急止痛,主治肝阴不足,血虚肝旺,肝气不舒所致的胁肋疼痛、脘腹四肢拘挛作痛;并能养血调经,敛阴止汗,平抑肝阳,适用于血虚诸证,体虚汗出,肝阳上亢之眩晕头痛等。赤芍长于散瘀止痛,主治血滞诸痛;并能清热凉血,清泄肝火,适用于温毒发斑,血热出血,肝经热盛之目赤肿痛。

9. 麦冬和天冬在功效应用方面有何异同点?

答:二者均味甘苦,性寒,入肺、胃经。能养肺、胃之阴,兼清肺、胃之热,适用于肺胃阴虚而有热邪者,常相须为用。然麦冬苦寒之性和滋润清火之力不及天冬;且入心经,能养心阴,清心火,除烦安神,适用于阴虚内热,心烦不眠及热伤心营,神烦少寐等。天冬苦寒之性较甚,滋润清火之力较强；且入肾经，能滋肾阴，降虚火，凡肾阴亏虚或兼有虚热者宜之。

10. 龟甲和鳖甲在功效应用方面有何异同点？

答：二者均能滋补肝肾，潜阳息风，清退虚热，适用于阴虚阳亢、阴虚风动、阴虚内热诸证。然龟甲滋阴力强，阴虚阳亢者多用；又能益肾强骨，养血补心，固经止崩，适用于肾虚骨痿、小儿囟门不合；阴血亏虚，心神失养所致的心悸失眠；阴虚血热，冲脉不固之崩漏经多。鳖甲长于退热除蒸，为治阴虚发热，骨蒸劳热之要药；兼能软坚散结，适用于癥瘕积聚、经闭、久疟疟母等。

第二十章　收涩药

【含义】凡以收敛固涩为主要功效,常用于各种滑脱证的药物,称为收涩药,又称固涩药。

【性能特点】味多酸涩,性温或平,主入肺、脾、肾、大肠经。能敛耗散,固滑脱,从而达到治疗滑脱证的目的。

【分类】分为固表止汗药、敛肺涩肠药及固精缩尿止带药三类。

【主治病证】体虚滑脱不禁的病证,症见自汗、盗汗、久咳虚喘、久泻、久痢、遗精、滑精、遗尿、尿频、崩带不止等。

【使用注意】收涩药性涩敛邪,对邪实的病证,不宜用,误用有"闭门留寇"之弊。

第一节　固表止汗药

多甘涩而性平,主归肺、心经,功擅收敛,能行肌表,敛肺气,顾护腠理而有固表止汗之功。常用于气虚肌表不固,腠理疏松,津液外泄而自汗;阴虚不能制阳,阳热迫津外泄而盗汗。

麻黄根

【主要药性】甘、微涩,平。归肺经。

【功效应用】**固表止汗**　用于自汗,盗汗。

【用法用量】煎服,3～10 g。外用适量。

【使用注意】有表邪者忌用。

浮小麦

【主要药性】甘,凉。归心经。

【功效应用】

1. **固表止汗** 用于自汗,盗汗。

2. **益气,除热** 用于骨蒸劳热。

【用法用量】煎服,6～12 g。外用适量。

【使用注意】表邪未尽而汗出者不宜使用。

第二节 敛肺涩肠药

主入肺或大肠经。以敛肺止咳、涩肠止泻为主要作用。适用于肺虚喘咳,或肺肾两虚,摄纳无权之虚喘,以及脾肾虚寒之久泻久痢、肠滑不禁等。

五味子

【主要药性】酸,甘,温。归肺、心、肾经。

【功效应用】

1. **收敛固涩** 用于久咳虚喘、自汗盗汗、遗精滑精、久泻不止等多种滑脱证。

2. **益气生津** 用于津伤口渴,消渴证。

3. **补肾宁心** 用于阴血不足、心失所养之心悸失眠多梦。

【用法用量】煎服,2～6 g。

【使用注意】表邪未解,内有实热,咳嗽初起,麻疹初起者忌用。

乌 梅

【主要药性】酸、涩,平。归肺、脾、大肠经。

【功效应用】

1. *敛肺,涩肠*　用于肺虚久咳,久泻久痢。

2. *生津止渴*　用于津伤口渴,消渴证。

3. *安蛔止痛*　用于蛔虫引起的腹痛,甚则呕吐、四肢厥冷之蛔厥病证。

【用法用量】煎服,6~12 g。

【使用注意】外有表证或内有实热积滞者忌用。

诃 子

【主要药性】苦、酸、涩,平。归肺、脾、胃、大肠经。

【功效应用】

1. *敛肺止咳,利咽开音*　用于肺虚久咳、失音。

2. *涩肠止泻*　用于久泻,久痢,脱肛。

【用法用量】煎服,3~8 g。涩肠止泻宜煨用,敛肺止咳、利咽开音宜生用。

【使用注意】外有表邪、内有实热积滞者忌用。

罂粟壳

【主要药性】酸、涩,平;有毒。归肺、大肠、肾经。

【功效应用】

1. *敛肺止咳*　用于肺虚久咳。

2. *涩肠止泻*　用于久泻,久痢,脱肛。

3. **止痛** 用于胃脘疼痛,筋骨疼痛。

【用法用量】煎服,3～6 g。

【使用注意】本品易成瘾,不宜常服;孕妇及儿童禁用;运动员慎用;咳嗽或泻痢初起邪实者忌用。

肉豆蔻

【主要药性】辛,温。归脾、胃、大肠经。

【功效应用】

1. **涩肠止泻** 功能暖脾胃,固大肠,用于久泻、久痢等。

2. **温中行气** 用于胃寒气滞、脘腹胀痛、食少呕吐等。

【用法用量】煎服,3～10 g。

【使用注意】湿热泻痢及胃热疼痛者忌用。

赤石脂

【主要药性】甘、涩,温。归脾、胃、大肠经。

【功效应用】

1. **涩肠止泻** 用于久泻,久痢,脱肛。

2. **收敛止血** 功专止血固下,用于便血、崩漏等下部出血。

3. **生肌敛疮** 外用于疮疡久溃不敛、湿疹湿疮等。

【用法用量】煎服,9～12 g,先煎。外用适量,研末敷患处。

【使用注意】湿热积滞泻痢者忌用;孕妇慎用;不宜用肉桂同用。

第三节 固精缩尿止带药

主入肾、膀胱经。具有固精、缩尿、止带作用,部分药物兼有补肾之功。适用于肾虚不固之遗精滑精、遗尿尿频以及带下清稀等。

山茱萸

【主要药性】酸、涩,微温。归肝、肾经。

【功效应用】

1. 补益肝肾 温而不燥,补而不峻,既能益精,又可助阳,为平补肝肾阴阳之要药。适用于肝肾亏虚之腰膝酸软、头晕耳鸣、阳痿等。

2. 收敛固涩 用于遗精、滑精、遗尿、尿频、崩漏、月经过多等多种滑脱证,以及大汗不止、体虚欲脱者。

【用法用量】煎服,6～12 g。

覆盆子

【主要药性】甘、酸,微温。归肝、肾、膀胱经。

【功效应用】

1. 益肾固精缩尿 用于肾虚不固之遗精滑精、遗尿尿频、阳痿早泄等。

2. 养肝明目 用于肝肾不足之目暗不明、视物昏花等。

【用法用量】煎服,6～12 g。

桑螵蛸

【主要药性】甘、咸，平。归肝、肾经。

【功效应用】

1. **固精缩尿**　用于肾虚遗精，滑精，遗尿，小便白浊。

2. **补肾助阳**　用于肾虚阳痿。

【用法用量】煎服，6～10 g。

【使用注意】阴虚多火、膀胱有热而小便频数者忌用。

金樱子

【主要药性】酸、涩，平。归肾、膀胱、大肠经。

【功效应用】

1. **固精缩尿，固崩止带**　用于遗精滑精，遗尿尿频，崩漏带下。

2. **涩肠止泻**　用于久泻久痢。

【用法用量】煎服，6～12 g。

【使用注意】功专收敛，有实邪者不宜使用。

莲　子

【主要药性】甘、涩，平。归脾、肾、心经。

【功效应用】

1. **益肾固精止带**　用于肾虚遗精滑精，带下。

2. **补脾止泻**　用于脾虚泄泻。

3. **养心安神**　用于心肾不交之心神不安。

【用法用量】煎服，10～15 g，去心打碎用。

【使用注意】大便秘结及中满腹胀者慎用。

芡 实

【主要药性】甘、涩，平。归脾、肾经。

【功效应用】

1. **益肾固精**　用于肾虚遗精滑泄，小便不禁。
2. **补脾止泻**　用于脾虚泄泻。
3. **除湿止带**　用于脾虚、脾肾两虚之带下证。

【用法用量】煎服，10～15 g。

本章点睛

要点提示

1. 掌握收涩药的含义、性能特点及主治病证。

2. 掌握五味子、乌梅、山茱萸、桑螵蛸、莲子的主要药性、功效应用、特殊用法用量及使用注意。

3. 掌握麻黄与麻黄根、莲子与芡实的功效应用异同点。

4. 熟悉收涩药的分类和各类药物的性能特点。

5. 熟悉诃子、罂粟壳、肉豆蔻、金樱子、芡实的功效应用、特殊用法用量及使用注意。

6. 了解收涩药的使用注意及麻黄根、浮小麦、赤石脂、覆盆子的功效应用。

问题解答

1. 简述收涩药的含义、分类和适应证。

答：凡以收敛固涩为主要功效，常用于各种滑脱证的药物,称为收涩药,又称固涩药。根据其药性及临床应用的不同,可分为固表止汗药、敛肺涩肠药、固精缩尿止带药三类。适用于久病体虚、正气不固、脏腑功能衰退所致的自汗、盗汗、久咳虚喘、久泻、久痢、遗精、滑精、遗尿、尿频、崩带不止等滑脱不禁的病证。

2. 麻黄与麻黄根在功效应用方面有何异同?

答: 二者同出一物,均可治汗。然麻黄以其地上草质茎入药,主发汗解表,以治外感风寒表实无汗为宜;麻黄根功专固表止汗,以治体虚汗出为佳。此外,麻黄又能宣肺平喘,利水消肿,常用于风寒束肺之喘咳及风水水肿。

3. 莲子与芡实在功效应用方面有何异同?

答: 二者均能益肾固精,补脾止泻、止带,且补中兼涩,适用于肾虚遗精遗尿,脾虚食少久泻,以及带下病等。然芡实长于益肾固涩,又能除湿止带,大凡带下病,无论寒湿或湿热下注者均可相机为用。莲子优于补脾止泻,又能养心安神,用于心肾不交之心悸失眠。

4. 在运用收涩药时,为何常配补虚药同用?

答: 导致滑脱证的根本原因是正气虚弱。收涩药能敛其耗散,固其滑脱,长于治标。故常须与相应的补益药配伍,以期标本兼顾。

第二十一章　涌吐药

【含义】凡以促使呕吐为主要功效,常用以治疗毒物、宿食、痰涎等停滞在胃脘或胸膈以上所致病证为主的药物,称为涌吐药,又称催吐药。

【性能特点】味多属苦寒、有毒之品,主归胃经。具有强烈的催吐作用,能使停留于胃脘或胸膈以上毒物、宿食、痰涎等有形实邪从口涌吐而出。具有药力峻猛,奏效迅速的特点。

【主治病证】用于误食毒物,停留胃中,未被吸收;或宿食停滞不化,尚未入肠,胃脘胀痛;或痰涎壅盛,阻于胸膈或咽喉,呼吸急促;或痰浊上涌,蒙蔽清窍,癫痫发狂等病证。

【使用注意】涌吐药作用强烈,易伤胃气,且多具毒性,能耗损正气,故仅适用于形证俱实者。宜采用"小量渐增"的使用方法,切忌骤用大量;要注意"中病即止",只可暂用,不可久服,以免中毒或涌吐太过,导致不良反应。

常　山

【主要药性】苦、辛,寒;有毒。归肺、肝、脾经。

【功效应用】

1. **涌吐痰涎**　用于痰饮停聚,胸膈壅塞,不欲饮食,欲吐而不能吐者。

2. **截疟**　善祛痰截疟,用于各种疟疾,尤以治间日疟、三日疟为佳。

【用法用量】煎服,5～10 g。涌吐可生用,截疟宜酒制用。

【使用注意】体虚者及孕妇忌用。

甜瓜蒂

【主要药性】苦,寒;有毒。归脾、胃经。

【功效应用】

1. *涌吐*　用于风热壅盛、痰热癫痫、喉痹喘息、宿食停滞、食物中毒等。

2. *祛湿退黄*　用于湿热黄疸。

【用法用量】煎服,2.5～5 g。入丸散剂,每次 0.1～0.3 g。外用适量。

【使用注意】体虚、失血、胃弱、孕妇及上部无实邪者忌用。

本章点睛

要点提示

1. 熟悉涌吐药的含义、性能特点及主治病证。

2. 熟悉常山的功效应用、特殊用法用量及使用注意。

3. 了解涌吐药的使用注意及甜瓜蒂的功效应用。

问题解答

1. 简述涌吐药的含义及主治病证。

答:凡以促使呕吐为主要功效,常用以治疗毒物、宿食、痰涎等停滞在胃脘或胸膈以上所致病证为主的药物，称为涌吐药，又称催吐药。主要用于误食毒物，停留胃中，未被吸收；或宿食停滞不化，尚未入肠，胃脘胀痛；或痰涎壅盛，阻于胸膈或咽喉，呼吸急促；或痰浊上涌，蒙蔽清窍，癫痫发狂等病证。

2. 简述常山的功效应用及用法用量。

答：一是生用，涌吐痰涎，用于痰饮停聚，胸膈壅塞，不欲饮食，欲吐而不能吐者。二是酒制用，祛痰截疟，用于各种疟疾，尤以治间日疟、三日疟为佳。煎服，5～10 g。体虚者及孕妇忌用。

第二十二章　攻毒杀虫止痒药

【含义】凡以攻毒疗疮，杀虫止痒为主要功效，常用以治疗痈肿疮毒、疥癣瘙痒等为主的药物，称为攻毒杀虫止痒药。

【性能特点】本章药物大多有毒，以外用为主，兼可内服。主要功效为攻毒、杀虫止痒等。

【主治病证】主要用于疮痈疔毒，疥癣，湿疹湿疮，聤耳，梅毒，虫蛇咬伤及癌肿等外科、皮肤科及五官科病症。

【使用注意】本类药物以外用为主，一般不宜用于头面部。内服应严格控制剂量，不可过量或持续使用，以防发生不良反应。

硫　黄

【主要药性】酸，温；有毒。归肾、大肠经。

【功效应用】

1. **外用解毒杀虫疗疮**　用于疥癣，湿疹，皮肤瘙痒。尤善治疥疮。

2. **内服补火助阳通便**　用于肾虚阳痿，虚喘冷哮，虚寒便秘。

【用法用量】内服 1.5～3 g，炮制后入丸、散剂。外用适量。

【使用注意】孕妇慎用，不宜与朴硝、玄明粉同用。

雄　黄

【主要药性】辛、苦，温；有毒。归肝、大肠经。

【功效应用】

1. 解毒，杀虫　用于痈肿疔疮，湿疹疥癣，蛇虫咬伤。

2. 燥湿祛痰，截疟　用于虫积腹痛，惊痫，疟疾。

【用法用量】内服 0.05～0.1 g，入丸、散剂。外用适量。

【使用注意】内服宜慎；不可久用。孕妇禁用。切忌火煅。

蛇床子

【主要药性】辛、苦，温；有小毒。归肾经。

【功效应用】

1. 燥湿祛风，杀虫止痒　外用于阴部湿痒，湿疹，疥癣。

2. 温肾壮阳　用于肾虚阳痿，宫冷不孕。

【用法用量】煎服，3～10 g。外用适量，多煎汤熏洗，或研末调敷。

【使用注意】阴虚火旺或下焦有湿热者不宜内服。

露蜂房

【主要药性】甘，平。归胃经。

【功效应用】

1. 攻毒杀虫　外用于疮疡肿毒，乳痈，瘰疬，癌肿，为痈疽恶疮之要药。

2. 祛风止痛　用于风湿痹痛，牙痛。

3. 其他　尚能祛风杀虫止痒,用于皮肤顽癣,风疹瘙痒。

【用法用量】内服,3～6 g。外用适量。

蟾　酥

【主要药性】辛,温;有毒。归心经。

【功效应用】

1. 解毒,止痛　用于咽喉肿痛,牙痛,痈疽恶疮。

2. 开窍醒神　用于暑湿秽浊或饮食不洁所致腹痛吐泻,甚至昏厥等。

【用法用量】内服,0.015～0.03 g,多入丸散用。外用适量。

【使用注意】本品有毒,内服勿过量。外用不可入目。孕妇忌用。

本章点睛

要点提示

1. 掌握攻毒杀虫止痒药的含义、性能特点及主治病证。

2. 掌握硫黄、雄黄的主要药性、功效应用、特殊用法用量及使用注意。

3. 掌握硫黄与雄黄的功效应用异同点。

4. 熟悉蛇床子、露蜂房、蟾酥的功效应用、特殊用法用量及使用注意。

5. 了解攻毒杀虫止痒药的使用注意。

问题解答

1. 简述攻毒杀虫止痒药的含义、功效及适应证。

答： 凡以攻毒疗疮，杀虫止痒为主要功效，常用以治疗痈肿疮毒、疥癣瘙痒等为主的药物，称为攻毒杀虫止痒药。本类药具有攻毒疗疮，杀虫止痒的作用，主要适用于疮痈疔毒，疥癣，湿疹湿疮，聤耳，梅毒，虫蛇咬伤及癌肿等外科、皮肤科及五官科病症。

2. 简述硫黄和雄黄的功效异同点。

答： 二者均为性温有毒之品，能解毒杀虫疗疮，常外用于疥癣恶疮等。然硫黄外用杀虫止痒力强，多用于疥癣、湿疹、皮肤瘙痒等；内服补火助阳通便，用于肾虚阳痿，虚喘冷哮，虚寒便秘。雄黄解毒疗疮力强，多用于痈肿疔疮及蛇虫咬伤；内服驱虫，燥湿祛痰，截疟，用于虫积腹痛，惊痫，疟疾。

第二十三章　拔毒化腐生肌药

【含义】凡以拔毒化腐,生肌敛疮为主要功效,常用以治疗疮疡脓出不畅,或久溃不敛等病症的药物,称为拔毒化腐生肌药。

【性能特点】多为矿石类药物,且多有毒,以外用为主。主要功效为拔毒化腐、生肌敛疮。

【主治病证】痈疽疮疡溃后脓出不畅,或溃后腐肉不去,新肉难生,伤口难以生肌愈合,以及癌肿、梅毒、皮肤湿疹瘙痒、口疮、咽喉肿痛、目赤翳障等。

【使用注意】多具剧烈毒性或强大刺激性,应严格控制剂量和用法,外用也不可过量或过久应用。

红　粉

【主要药性】辛,热;有大毒。归肺、脾经。

【功效应用】*拔毒,除脓,去腐,生肌*　用于痈疽疮疡溃后脓出不畅,或溃后腐肉不去,新肉难生。

【用法用量】外用适量。

【使用注意】本品有毒,只可外用,不能内服。孕妇忌用。

轻　粉

【主要药性】辛,寒;有毒。归大肠、小肠经。

【功效应用】

1. **外用攻毒杀虫止痒，收湿敛疮** 为皮肤科要药，用于癣疮、疥疮、杨梅恶疮和疮疡等。

2. **内服逐水通便，祛痰消积** 用于水肿胀满，二便不利。

【用法用量】内服 0.1～0.2 g，入丸、散剂。外用适量。

【使用注意】本品有毒，以外用为主，不宜长期持续使用，不宜过量。内服慎用。

炉甘石

【主要药性】涩，平。归肝、脾经。

【功效应用】

1. **明目退翳** 为眼科要药。用于目赤翳障，睑弦赤烂。

2. **收湿止痒敛疮** 用于溃疡不敛、湿疮、湿疹等。

【用法用量】外用适量，研末撒或调敷。

【使用注意】本品专作外用，内服易中毒。

硼　砂

【主要药性】甘、咸，凉。归肺、胃经。

【功效应用】

1. **外用清热解毒** 为喉科、眼科常用药。用于咽喉肿痛，口舌生疮，目赤翳障。

2. **内服清肺化痰** 用于痰热咳嗽。

【用法用量】内服 1.5～3 g，入丸、散剂。外用适量。

【使用注意】本品多作外用，内服宜慎。化痰可生用，外敷宜煅用。

要点提示

1. 掌握拔毒化腐生肌药的含义、性能特点及主治病证。

2. 熟悉炉甘石、硼砂的功效应用、特殊用法用量及使用注意。

3. 了解拔毒化腐生肌药的使用注意及红粉、轻粉的功效应用。

问题解答

1. 简述拔毒化腐生肌药的含义及适应证。

答：凡以拔毒化腐，生肌敛疮为主要功效，常用以治疗疮疡脓出不畅，或久溃不敛等病症的药物，称为拔毒化腐生肌药。主要适用于痈疽疮疡溃后脓出不畅，或溃后腐肉不去，新肉难生，伤口难以生肌愈合，以及癌肿、梅毒、皮肤湿疹瘙痒、口疮、咽喉肿痛、目赤翳障等。

2. 简述炉甘石、硼砂的用量用法及使用注意。

答：二者均以外用为主，用量适度控制，研末撒或调敷。其中，炉甘石专作外用，宜炮制后用，忌内服。硼砂可内服，常用量为 1.5～3 g。化痰可生用，外敷宜煅用。